Bernd Bachmeier

Erfolgreich als Yogalehrer/in

Bernd Bachmeier

Erfolgreich als Yogalehrer/in

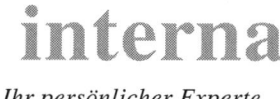

Ihr persönlicher Experte

interna

Sie haben einen Ratgeber aus unserem Verlagsprogramm erworben. Damit haben Sie sich ständige Aktualität gesichert: Denn wir produzieren unsere Bücher für Sie digital, damit Sie nicht erst auf die nächste Auflage warten müssen, bis Sie von neuen Gesetzen oder Regelungen erfahren. Änderungen und Aktualisierungen arbeiten wir ohne Zeitverzögerung direkt in unsere Ratgeber ein. Unser monatlicher Newsletter informiert Sie über Ratgeber-Aktualisierungen und Neuigkeiten zu Ihrem Interessengebiet – und zwar kostenlos. Denn wir möchten, dass unsere Kunden auch nach dem Kauf stets auf dem Laufenden bleiben. Abbonieren Sie einfach unseren kostenlosen Newsletter auf www.verlag-interna.de (Rubrik "Über uns").

VIB – Titelmeldung
interna
Bernd Bachmeier
Erfolgreich als Yogalehrer/in
ISBN 978-3-939397-92-2

© 2013 by interna

Umschlaggestaltung: Christoph Pohl, Bonn
Satz: Christoph Pohl, Bonn
Druck: Bonner Druck & Medien GmbH, Bonn

Verlag interna GmbH
Auguststr. 1, 53229 Bonn
Tel.: 02 28 / 85 44 98 - 0, Fax: 02 28 / 85 44 98 - 20
www.verlag-interna.de
info@verlag-interna.de

Handelsregister HRB 15534
Amtsgericht Bonn
Geschäftsführer: Jörg Mielczarek

Printed in Germany

Inhaltsverzeichnis

Motivation des Buches 9
Glück 15
Gott 16
Das Ende ist ein neuer Anfang 20
Polynesisches Segeln I 23
Fachkompetenz 24
Sichtbar gemachte Fachkompetenz 27
Erfolgreich in die Sichtbarkeit 31
Der Weg zum Erfolg 32
Polynesisches Segeln II 40
Tu was Du kannst 41
Ihr erster privater Yoga-Kurs 42
Interview auf der Straße 50
Polynesisches Segeln III 52
Polynesisches Segeln IV 55
Polynesisches Segeln V 59
Polynesisches Segeln VI 60
Polynesisches Segeln VII 65
Das Pareto-Prinzip 67
Preiserhöhung 68
Der Einsiedler im Himalaya 74
Wege aus der (Schulden-)Krise 77
Kooperationspartnerinnen 86
Betriebliche Gesundheitsförderung 92
Setzen Sie Prioritäten 96
Zehnerkarten 98
Zusätzliche Yoga-Einnahmequellen 100
So überbrücken Sie den Sommer 118
Erfolgreich in die Selbstständigkeit 121

Zielgruppen	123
Kostenlose Probestunden	128
Ermäßigung	132
Gewinner und Verlierer	135
Vision 2042	138
Anhang	140
Aufgaben	146
Literaturempfehlung	152
Wichtige Adressen	153
Der Autor	155

Widmung
In Liebe und Dankbarkeit widme ich dieses Buch meiner Frau Jutta.

Anrede
Aus Gründen der Lesbarkeit habe ich im gesamten Buch die weibliche Anrede verwendet. Die männliche Variante wird explizit eingeschlossen.

Selbstständig als Yogalehrer/in
In dem vorliegenden Buch werde ich immer wieder Begriffe nennen, die ich in meinem Buch „Selbstständig als Yogalehrer/in" (Verlag interna) benannt und ausführlich beschrieben habe. Aus Platzgründen werde ich nicht mehr auf diese einzelnen Themen eingehen. Falls Sie mein erstes Buch noch nicht gelesen haben, empfehle ich Ihnen, dies nachzuholen. Viele Arbeitsvorlagen und Formulare, wie z. B. Unterrichtsverträge, Einzugsermächtigungen, einen Businessplan, Bewerbungsschreiben und wichtige Adressen finden Sie im Anhang meines ersten Buches.

Haftungsausschluss
Die folgenden Angaben wurden von mir nach besten Gewissen erstellt. Die Angaben können allerdings keine persönliche Beratung durch eine Steuerberaterin oder Rechtsanwältin ersetzen. Für den Inhalt übernehme ich daher keine Haftung. Bitte wenden Sie sich in Steuerfragen an eine Steuerberaterin, im Falle einer Rechtsberatung an eine Rechtsanwältin.

Motivation des Buches

Neben meinen laufenden Yogakursen und meiner Beratertätigkeit für Yogalehrerinnen, führte ich im Kalenderjahr 2010 sechs neue Projekte durch:

1.) eine neue Ausbildungsklasse zur Yogalehrerin BDY/EYU,
2.) eine Indienreise nach Rishikesh,
3.) eine CD-Aufnahme „Mantrasingen live",
4.) eine CD-Aufnahme „Vedische Mantren",
5.) eine Indienreise nach GOA und
6.) mein Buch „Selbstständig als Yogalehrer/in".

Die Yogalehrerinnen-Ausbildungsklasse trägt sich finanziell. Bei 35 BDY-anerkannten Ausbildungsschulen und vielen freien Anbietern auf dem Yoga-Markt ist der Konkurrenzdruck sehr hoch. Ich werde die zusätzliche Einnahmequelle „Yogalehrerinnenausbildung" am Ende des Buches vorstellen.

Die Yogalehrerinnen-Ausbildungsklasse ist mit 14 Personen klein und überschaubar, die Fluktuation gering. Es ist abzusehen, dass alle 14 Personen vier Jahre lang bei uns bleiben und die BDY-Prüfung an unserer Yogaschule ablegen werden. Das bedeutet für meine Frau, mit der ich diese Ausbildung zusammen leite, und für mich u.a. finanzielle Sicherheit für vier Jahre. Manchmal kommen in den vier Jahren Ausbildung Yogalehrerinnen zu uns, die in einer anderen Tradition ausgebildet wurden und bei uns den BDY-Abschluss machen wollen. Aber davon können wir zum jetzigen Zeitpunkt nicht ausgehen. Es hat sich außerdem gezeigt, dass die Teilnehmerinnen aus den Ausbildungsklassen mit uns nach Indien reisen und an Weiterbildungen unserer Schule teilnehmen. Wir werden also bei manchen Menschen mehrmals ver-

Motivation des Buches

dienen. Im Fachjargon nennt man das „Cross-Selling." Lesen Sie hierzu auch das Kapitel „Das Pareto-Prinzip".

Die Indienreise nach Rishikesh war kostendeckend.

Die beiden CD-Aufnahmen mit meiner Mantra-Singgruppe und einer Yogalehrerin aus Magdeburg waren ein finanzieller Reinfall. Ich blieb auf den Kosten sitzen. Im Nachhinein gesehen hätte ich diese beiden Aufnahmen nicht machen dürfen. Da ich mit meiner Mantra-Singgruppe die Möglichkeit bekam, im August 2010 auf der internationalen Yogawoche in Zinal das musikalische Rahmenprogramm zu bestreiten, entschloss ich mich, für diese Veranstaltung zwei CDs aufzunehmen. Ich tat das nicht aus einer tiefen Überzeugung, sondern allein aus dem Gedanken heraus, damit international bekannt zu werden. Ich hätte auf meine innere Stimme hören sollen. Den Verlust in Höhe von 8.000 Euro habe ich auf dem Konto „Lebenserfahrung" verbucht. In der Zwischenzeit war ich in den Herbstferien 2011 eine Woche ganz allein im Studio und habe neue Stücke aufgenommen. Im Juni 2012 erschien mein erstes Solo-Album „For Him". Einen Trailer bei YouTube finden Sie auf meiner Webseite www.bernd-bachmeier.de. Die CD verkauft sich sehr gut. Was ich daraus gelernt habe: „Jeder Fehltritt ist eine weitere Stufe auf dem Weg zum Erfolg" (Brian Tracy).

Die Indienreise nach Goa war finanziell ausgeglichen. Wie die Reise nach Rishikesh erreichte sie den „Break-Even-Point" (der Punkt, an dem alle Kosten gedeckt sind und das Ergebnis in die Gewinnzone geht).

Dass ausgerechnet mein Buchprojekt „Selbstständig als Yogalehrer/in" von der Zielgruppe so gut angenommen wird, konnte ich am Anfang gar nicht glauben. Erst als mein Verleger mich an-

Motivation des Buches

rief und mich fragte, ob die Fortsetzung schon fertig sei, habe ich realisiert, dass ich von diesen sechs Projekten einen großen Erfolg verzeichnen konnte. Das macht mich zwar nicht äußerlich reich, aber innerlich. Erfolgreich zu sein, ist ein schönes Gefühl. Es fühlt sich besser an, im Leben auf der Gewinnerseite zu stehen als auf der Verliererseite. Es hat mir Mut gemacht, über die Themen zu schreiben, für die in meinem ersten Buch kein Platz mehr war. Beim Schreiben dieses Buches sind weitere Ideen für mögliche Folgeprojekte entstanden. Ich glaube, ich habe da noch eine ganze Menge auf Lager. Dabei schöpfe ich aus einem reichen Erfahrungsschatz meiner 30-jährigen Lehrtätigkeit als Yogalehrer.

Mein indischer Yogalehrer A.G. Mohan, bei dem ich von Dezember 1999 bis Dezember 2003 im Einzelunterricht gelernt habe, hat mir einmal gesagt: „Go with the Mainstream." Ich habe das zuerst nicht verstanden, weil Yoga zu unterrichten für mich immer etwas Außergewöhnliches war, was sich außerhalb der Gesellschaft in einem geschützten Raum für eine kleine, elitäre Gruppe abgespielt hat. In der Zwischenzeit hat Yoga den „Mainstream" erreicht. Sie finden heute keine Zeitschrift, in der nicht mindestens in einem Artikel beschrieben wird, welche heilsamen Wirkungen die Asanas haben und welche Schauspielerin wie viel Pfunde mit Power-Yoga abgenommen hat.

Immer mehr unserer Kolleginnen haben sich also aufgemacht, diesen „Mainstream" zu bedienen. Das war letztendlich auch der Grund, warum ich das Buch „Selbstständig als Yogalehrer/in" geschrieben habe. Nicht für Qi-Gong-Lehrerinnen oder für Tai-Chi-Lehrerinnen, sondern es sollte ausschließlich für die Menschen sein, die mir am meisten am Herzen liegen und mit denen ich arbeite:

SIE!

Motivation des Buches

Die letzten Kapitel meines ersten Buches schrieb ich in Goa. Weit ab vom Touristentrubel der Strände, die heute von indischen und osteuropäischen Bier- und Wodkatrinkern belagert werden, saß ich mit meinem Laptop jeden Morgen um vier Uhr zur Stunde Brahmans (Brahmamuhurt) und brachte Zeile um Zeile zu Papier. In der Nähe des Haupttempels der Hindu-Göttin Durga fühlte ich mich sicher und behütet. Getragen von der weiblichen Urkraft, die ich ganz präsent spürte und die mich kaum schlafen ließ, konnte ich Kapitel um Kapitel fertigstellen. So ein Buch neben der täglichen Arbeit in Deutschland zu schreiben, ist ganz schön schwierig und bindet eine Menge Energie. Trotzdem ging es zum Schluss hin einfach. Am 31. Dezember 2010 schickte ich mein Buch „Selbstständig als Yogalehrer/in" von Indien aus an meinen Verlag.

Weil der Erfolg für mich im Nachhinein ein gutes Omen war, bin ich im Dezember 2011 nach Narve/Bicholim zurückgekehrt, um die ersten Kapitel meines neuen Buches zu beginnen. Ich habe einfach drauflos geschrieben. Im Schreiben entstand dann von allein der Buchtitel. Ich nenne mein zweites Buch „Erfolgreich als Yogalehrer/in".

Mit Erfolg meine ich dabei nicht nur den materiellen Erfolg, sondern auch den immateriellen. Reich an Erfahrung, reich an Wissen, reich an Liebe, reich an Kontakten, reich an Beziehungen, reich an sozialen Bindungen, reich mit mir selbst und reich an Spiritualität.

Das vorliegende Buch ist die Fortsetzung meines Buches „Selbstständig als Yogalehrer/in." Es erscheint im selben Verlag, zum selben Preis. Der Inhalt wird Ihnen helfen, sich auf dem „Yoga-Markt" erfolgreich durchzusetzen und Ihren Lebensunterhalt ohne schlechtes Gewissen mit Yoga-Unterricht zu bestreiten.

Motivation des Buches

Vielleicht kennen Sie ja meine Einstellung zum Thema „Yoga und Geld" schon aus meinem ersten Buch.

Und mir wird es helfen, meine Gedanken, die ich zu diesem Thema in den letzten 30 Jahren gesammelt habe, in die Welt zu bringen.

Sie dürfen mit Yoga Geld verdienen und trotzdem ein spiritueller Mensch sein! Das ist das Mantra, das ich Ihnen mit diesem Buch auf den Weg gebe. Halten Sie sich von Menschen fern, die das Gegenteil behaupten und die ständig mit erhobenem Zeigefinger durch die Welt laufen und den hohen moralischen Anspruch, den sie an andere stellen, in keiner Weise erfüllen. Es ist eine aufgesetzte Spiritualität, die nichts mit Yoga zu tun hat. Lesen Sie dazu bitte auch die Geschichte „Der Einsiedler im Himalaya".

In dem Wort 'verdienen' steckt das Wort 'dienen'. Nur wenn Sie der Welt dienen, kommt die Silbe ver- mit der Zeit von ganz allein dazu. Pater Williges Jäger, ein bekannter Zen-Meister, hat in einem seiner Vorträge einmal gesagt: „Jeder spirituelle Weg, der nicht in den Alltag mündet, ist ein Irrweg!"

Da Sie in all den Jahren den Weg nicht zu mir gefunden haben, holen wir das jetzt nach. Ich komme in Form dieses Buches zu Ihnen und werde Sie beraten. Ich diene Ihnen. Was dann kommt, wissen Sie jetzt. Ich bekomme vom Verlag meine Tantieme. Das ist ein tolles Gefühl!

Wenn Sie dieses Buch zu Ende gelesen haben, beginnen Sie noch einmal von vorne, oder schlagen Sie es einfach ungezielt auf. Vielleicht sind nicht alle Themen für Sie interessant, aber ich kann Ihnen versichern, dass Sie eine Fülle von Anregungen bekommen werden.

Motivation des Buches

An einigen Stellen werden Sie lachen, an anderen vielleicht weinen. Auf manchen Seiten werden Sie sich wiedererkennen, auf anderen kopfschüttelnd das Buch zur Seite legen.

30 Jahre Erfahrung als Yogalehrer für 24,90 Euro. Wo bekommen Sie das sonst? Und, worauf warten Sie jetzt noch? Kaufen Sie es! Das war der Werbeblock! Und jetzt geht es los!

Glück

„Nicht Erfolg ist der Schlüssel zum Glück, sondern Glück ist der Schlüssel zum Erfolg.
Wenn du gerne tust, was du tust, wirst du auch erfolgreich sein."
Albert Schweitzer

Die Kraft der Hoffnung hilft uns bei unserer Suche nach Glück.
Dalai Lama

Ihre Absichten sind es, die Ihr Karma beeinflussen, das Gesetz von Ursache und Wirkung, das Sie glücklich oder unglücklich sein lässt.
Dalai Lama

Um Glück zu haben, musst du ihm eine Chance geben.
Verfasser unbekannt

Du bist zu schnell gerannt für das Glück.
Jetzt wo du müde bist, holt dich das Glück ein.
Friedrich Wilhelm Nietzsche

„*If you want to be happy, nobody can stop you!*"
Plakat im Madras-Café Rishikesh/Indien

Gott

Am Anfang meines Buches möchte ich etwas über Gott schreiben. Ich meine dabei nicht einen katholischen oder evangelischen Gott, sondern etwas, das viel größer ist, als das Denken der Kirchenvertreter. Manche nennen ihren Gott Jaweh, Buddha, Allah, Brahma, Vishnu oder Shiva. Gemeint ist damit immer derselbe.

Wenn Ihr Geist zur Ruhe gekommen ist, so wie es Patanjali in seinem I. Kapitel im 2. Sutra ausdrückt: „Yoga ist der Zustand, in dem die Bewegungen des meinenden Selbst in eine dynamische Stille übergehen", * besteht die Möglichkeit, eine direkte Gotteserfahrung zu machen. Das Ergebnis dieses Zur-Ruhe-Kommens des Geistes beschreibt Patanjali im I. Kapitel des 3. Sutras: „In diesem Zustand ruht das sehende Selbst in der eigenen Form und kann folglich erkannt werden" *. Wenn Sie Ihre eigene Wesensidentität erkennen, erkennen Sie sich selbst. Wenn Sie sich selbst erkennen, erkennen Sie Gott.

Einige Sutras weiter (I. Kapitel, Sutra 23) beschreibt er noch einmal, wie man diese Gedankenstille auch erreichen kann: nämlich durch „ishvara pranidhana dva". Das heißt übersetzt: „oder durch die Hingabe an ishvara (das Göttliche/Mächtige)." *

Denken Sie daran: Es war nicht Ihr Wille, dass Sie auf diese Welt gekommen sind. Und den Zeitpunkt, an dem Sie diese Welt verlassen, bestimmen Sie auch nicht selbst. ER hat Ihnen Ihren Atem eingehaucht und ER wird bei Ihnen sein, wenn Sie Ihren letzten Atemzug machen und zu IHM zurückkehren. Die ganzen Jahre über ist ER da, aber meistens sind wir so sehr mit den weltlichen Dingen beschäftigt, dass wir IHN nicht wahrnehmen.

Gott

Im 9. Kapitel, Sloka 22 der Bhagavadgita** spricht Krishna zu Arjuna die folgenden Worte: „Nun höre aufmerksam zu, Arjuna; dies ist das königliche Geheimnis, das Kronjuwel, das Lebensgesetz auf der spirituellen Stufe. Wenn du nur an mich denkst und mich mit ungestörtem Sinn und Herzen beständig verehrst, werde ich persönlich die Bürde deines Wohlergehens tragen; ich werde für deine Bedürfnisse sorgen und sichern, was schon bereitgestellt ist. Geradeso wie der Säugling im Mutterleib dank seiner Verbindung mit der Mutter Schutz und Nahrung bekommt, erhalten auch Menschen Zuflucht, wenn sie mit mir verbunden sind. Aber dieser Schutz ist sogar noch bedeutsamer als die Säugling-Mutter-Beziehung, denn dieses bergende Obdach taugt für die Ewigkeit!"

An dieses Sloka habe ich mich erinnert, als ich im Sommer 1986 meinen ersten privaten Yoga-Kurs gegeben hatte. Niemand kam! Ich war tief enttäuscht und wollte aufgeben. Dann erinnerte ich mich an das Versprechen, das Krishna dem Arjuna gegeben hatte. Ich begann, diese Yogastunde, die ich mit so viel Liebe und Hoffnung vorbereitet hatte, zu geben. Ich unterrichtete in einem leeren Raum, vor leeren Matten. Aber ich spürte sehr tief: ER war bei mir. Ich gab diese Stunde nur für IHN. Ich hatte die ganze Zeit das Gefühl, dass ER da ist und mich prüfen wollte. Nach der Stunde bat ich IHN, dass er mir Schülerinnen schicken sollte. Das tat er dann auch. Diese erste Yogastunde gehörte zu einer der tiefgreifenden spirituellen Erlebnisse, die ich auf meinem Yoga-Weg hatte.

Patanjali Yoga-Sutra, Seite 29 ff., Arbeitsbuch, R. Sriram, Eigenverlag, Beerfelden

**Bhagavadgita, Jack Hawley, Goldmann-Arkana, Seite 134*

Gott

Stellen Sie sich bitte folgende Situation vor:

Sie gehen mit Ihrem 4-jährigen Kind oder Enkelkind Hand in Hand eine vielbefahrene Straße entlang. Auf der gegenüberliegenden Straßenseite gibt es einen Stand mit Zuckerwatte. Das Kind will unbedingt diese Zuckerwatte haben. Es wird quengelig und will sich von Ihrer Hand losreißen. Würde das Kind über die Straße laufen, wäre die Wahrscheinlichkeit groß, dass es sich in große Gefahr begibt.

Sie haben alle Mühe, die kleine Hand festzuhalten. Jetzt ist das Kind vollkommen außer Rand und Band und versucht sich schreiend mit aller Kraft von Ihrer Hand loszureißen. Es wird plötzlich so stark, dass Sie mit beiden Händen zupacken müssen, um das zu verhindern.

Gott hat Ihnen einen freien Willen gegeben. Sie können Entscheidungen treffen und handeln. IHN interessieren die weltlichen Dinge nicht. Von Interesse für IHN sind nur Sie. Deshalb hält ER Sie gegen Ihren Willen fest. ER tut das nicht, um Ihnen zu schaden, sondern um Sie zu schützen. Es gibt diese höhere Kraft, die die Dinge lenkt. Sie haben in dieser Welt eine Aufgabe. Gott hat Sie zu dieser Aufgabe geführt.

Wenn das Yoga-Unterrichten Ihre Aufgabe ist, dann wird ER alles dafür tun, damit Sie diese Aufgabe erfüllen können. So steht es auch im dritten Kapitel der Bhagavadgita. „Tu deine weltliche Pflicht, aber ohne irgendein Begehren nach ihrem Ertrag. Bleibe geistig stets auf das Göttliche ausgerichtet. Lass dies zu einer so selbstverständlichen Gewohnheit werden wie deine Atmung oder deinen Herzschlag."**

***Bhagavadgita*, Jack Hawley, Goldmann-Arkana, Seite 57

Gott

Manchmal tut es weh, wenn Gott Sie festhält. Denken Sie immer daran: „ER macht das, um Sie zu schützen!"

Der ***Psalm 23, Vers 1 - 6 aus der Bibel ist ca. 1.000 Jahre vor Christus entstanden. Die Chronisten sagen, dass er von David, dem zweiten König der Israeliten abstammt. Der biblischen Überlieferung nach war David in seiner Jugend ein Hirtenjunge. Dieser Psalm ist ein Schutzpsalm, der Ihnen in arger Not helfen wird:

1. Der Herr ist mein Hirte, mir wird nichts mangeln.
2. Er weidet mich auf einer grünen Aue und führet mich zum frischen Wasser.
3. Er erquicket meine Seele und führet mich auf rechter Straße um seines Namens willen.
4. Und ob ich schon wanderte im finstern Tal, fürchte ich kein Unglück; denn du bist bei mir, dein Stecken und Stab trösten mich.
5. Du bereitest vor mir einen Tisch im Angesicht meiner Feinde. Du salbest mein Haupt mit Öl und schenkest mir voll ein.
6. Gutes und Barmherzigkeit werden mir folgen mein Leben lang, und ich werde bleiben im Hause des Herrn immerdar.

Denken Sie bitte immer daran: Was auch passieren wird, Sie können niemals tiefer fallen als in Gottes Hand.

***Die Bibel, Evangelische Haupt-Bibelgesellschaft zu Berlin, Altes Testament, Revidierter Text 1964, Seite 518

Das Ende ist ein neuer Anfang

September 1996. Im Plenarsaal des Deutschen Bundestages hebt der damalige Gesundheitsminister Horst Seehofer das Kursprogramm der VHS Garmisch-Partenkirchen in die Luft. Mit entrüsteter Stimme donnert er ins Mikrofon: „Sogar Snowboardseminare werden jetzt von den Krankenkassen finanziert! Das kann doch wohl nicht wahr sein!" Es war leider wahr. Die Krankenkassen standen untereinander in einem rigorosen Wettbewerb. Im Präventionsbereich bezahlten sie ihren Mitgliedern alles, was auf dem Gesundheitsmarkt angeboten wurde. Sie schauten nicht so genau auf die Qualifikation der Anbieterinnen und die Inhalte der Angebote. Als Geschäftsführer der Yogaschule Braunschweig e. V. hatte ich seit 1991 u. a. die Aufgabe, für unseren Verein in Kooperation mit einer großen Braunschweiger Krankenkasse deren komplettes Gesundheitsprogramm zu organisieren. Das machte mir sehr viel Spaß und wir waren damit sehr erfolgreich. Zur Hoch-Zeit liefen in unserer Schule 50 Kurse pro Woche. Zur Verfügung standen uns dafür auf zwei Etagen zwei große und ein kleiner Gruppenraum. Außerdem 16 Lehrkräfte, von denen vier hauptberuflich als Yogalehrerinnen tätig waren. Vom Yoga-Anfängerinnenkurs, Tai-Chi, Qi-Gong, Geburtsvorbereitung, Atemseminare, Babymassage bis hin zum Autogenen Training wurde alles angeboten, was irgendwie zum Thema Gesundheit passte. Einmal im Quartal schrieb ich der Krankenkasse eine Rechnung. Wenn das Geld nach spätestens 14 Tagen auf unserem Konto eintraf, konnte der Verein mein Gehalt, die hohe Miete in der Braunschweiger Innenstadt und die üppigen Honorare unserer Kursleiterinnen bezahlen. Es blieb immer noch genügend Geld für neue Projekte unserer Schule übrig.

Das Ende ist ein neuer Anfang

Es war eine Win-win-Situation. Die Mitglieder der Krankenkasse hatten ein attraktives Gesundheitsangebot, unsere Räume waren von Montagmorgen bis Sonntagabend ausgelastet und unsere qualifizierten Kursleiterinnen hatten eine gute und vor allen Dingen sichere Einnahmequelle. Es hätte immer so weitergehen können. Ging es auch. Bis zur Bundestagssitzung im September 1996. Dann kam das AUS. Mit großer Mehrheit wurde im Bundestag ein Gesetz verabschiedet, das später als die „Seehofer-Gesundheitsreform" in die Geschichte unserer Republik einging. Ab Januar 1997 wurde es umgesetzt. Die Versicherten mussten ihre Gesundheitskurse fortan selbst bezahlen. Den Krankenkassen wurde es u. a. untersagt, den Mitgliedern Zuschüsse im Präventionsbereich zu gewähren. Es blieben mir genau drei Monate Zeit, um ein eigenes Gesundheitsprogramm auf die Beine zu stellen. Leider bemerkte ich viel zu spät, dass die bisherige Zielgruppe nicht bereit war, für etwas, das sie seit Jahren umsonst bekommen hatte, nun selbst zu bezahlen. Die Folge war: die Kurse blieben leer oder wurden zusammengelegt, unsere Honorarkräfte hatten keine Arbeit mehr, der Geldstrom versiegte. Eine neue Zielgruppe für die Kurse war nicht in Sicht. Die fixen Kosten für Raummiete, Strom, Wasser, Versicherung, Reinigung etc. liefen allerdings weiter. Und ein Monat war schnell um. Ein Jahr zuvor hatte ich die Räume unserer Schule erweitert und eine weitere Etage dazu gemietet. Sieben Jahre Mietlaufzeit lagen jetzt noch vor mir. Unsere beiden Yogalehrerinnen-Ausbildungsgruppen und meine drei privaten Yogakurse, die ich schon immer von den Krankenkassenkursen getrennt durchgeführt hatte, konnten die finanzielle Lücke nicht schließen. Nach 15 weiteren, schweren Monaten beschlossen wir, den eingetragenen Verein aufzulösen, der Schuldenberg war einfach zu hoch. Ich wurde mit 43 Jahren arbeitslos. „In Ihrem Alter und mit Ihrer Qualifikation können wir Ihnen kein Angebot machen." So machte ich mich mit 43 Jahren, frisch verheiratet mit einer Yogalehrerin und drei kleinen Kin-

Das Ende ist ein neuer Anfang

dern, selbstständig. Es war schwer, aber ich habe es niemals bereut!

Gott hatte mich die ganze Zeit festgehalten. Es war mir nicht bewusst.

Polynesisches Segeln I

Zu Anfang eine Geschichte, die ich Anfang 1996 auf meiner Reise nach Bali gehört habe:

Vor langer Zeit lebte auf einer Insel in Polynesien ein Volk von Bauern. Eines Tages verwüstete ein heftiger Orkan die Insel. Er zerstörte die Häuser, das Vieh und die Ernte. Der Häuptling beschloss, das Eiland zu verlassen, aber wohin er auch schaute, ringsherum war nur Wasser. Er war felsenfest davon überzeugt, dass es da draußen Land geben musste, und so machte er sich mit den Familien und den letzten Vorräten auf den Weg. „Da draußen ist Land", sagte er, zeigte dabei in östliche Richtung und segelte los.

Nach einigen Tagen bekamen seine Untertanen Zweifel, ob die vom Häuptling eingeschlagene Richtung richtig sei. Die Vorräte gingen zur Neige und sie hatten kaum noch Wasser. Weit und breit war kein Land zu sehen. „Da draußen ist Land", sagte der Häuptling voller Überzeugung und ließ in östliche Richtung weitersegeln.

Eine weitere Woche verging. Alle Vorräte waren aufgebraucht. Die Untertanen hatten Hunger und Durst. Sie begannen den Häuptling zu verfluchen und planten gerade eine Meuterei, als in südöstlicher Richtung Holzstämme auftauchten, auf denen Vögel saßen. Der Häuptling ließ den Kurs ändern und segelte in südöstliche Richtung weiter. Nach einiger Zeit tauchte am Horizont Land auf. Der Häuptling, vollkommen erschöpft von den Strapazen der letzten Woche richtete sich voller Stolz in seiner ganzen Größe auf und sagte zu seinen Untertanen:

„Seht ihr, ich habe es immer gewusst, da draußen ist Land".

Fachkompetenz

Oftmals bekomme ich Anfragen von Yogalehrerinnen, die sich mit einer Kursleiterinnenqualifikation selbstständig machen wollen. Ich rate Ihnen davon ab. Mit einer so kurzen Ausbildung reicht es bestenfalls für eine Honorartätigkeit in einem Fitnessstudio mit 10 Euro Stundenlohn. Davon können Sie aber nicht leben. Sie müssten sehr viele Kurse geben und Ihren Lebensunterhalt stark einschränken. Mit diesen Einkünften leben Sie ständig an der Armutsgrenze. Oder Sie haben eine andere Einnahmequelle, aus der Sie schöpfen können und verdienen sich mit Ihrem Yoga-Unterricht ein Taschengeld dazu. Das kann eine versicherungspflichtige Tätigkeit sein, eine Rente, oder ein Partner, der das Geld verdient, während Sie Ihrem Yoga-Unterricht nachgehen. Fällt eine dieser Einnahmequellen weg, wird es schwierig. Ich habe Yogalehrerinnen erlebt, die nächtelang wach lagen, weil sie in so einer Situation unter starken finanziellen Druck gerieten. 120 Unterrichtseinheiten Ausbildung sind 6 Wochenendseminare. Es ist für Ihre eigene Entwicklung auf dem Yoga-Weg ein guter Einstieg, aber für den Aufbau einer tragfähigen Existenz viel zu wenig. Auch 200 Unterrichtseinheiten finde ich ausgesprochen ungenügend. Suchen Sie sich eine Ausbildungsschule, die Ihnen über mehrere Jahre hinweg Stoff in fast 1.000 Unterrichtseinheiten vermittelt. Achten Sie darauf, dass in dieser Schule für die einzelnen Fächer Top-Referenten eingesetzt werden. Die Schulleiterin kann unmöglich alle Fächer allein unterrichten. Sie mag eine Koryphäe im Hatha-Yoga sein, aber wenn sie den Namen „Patanjali" nicht richtig aussprechen kann und nichts von den Inhalten dieses philosophischen Grundlagenwerkes weiß, sollten Sie schleunigst das Weite suchen. Nur durch eine Top-Ausbildung haben Sie die allerbeste Grundlage für eine erfolgreiche Selbstständigkeit.

Fachkompetenz

Hinzu kommt Ihre eigene Übungspraxis. Nur das, was Sie am eigenen Leibe erfahren haben, können Sie auch authentisch weitergeben.

Wenn Ihnen diese Fachkompetenz und die eigene Erfahrung fehlen, sollten Sie die Finger vom Yoga-Unterrichten lassen. Den körperlichen Schaden, den Sie Ihren Schülerinnen zufügen, sehen Sie sofort, z. B. ein Hexenschuss bei Uttanasana (die stehende Vorbeuge), oder überdehnte Nackenmuskulatur bei Halasana (die Haltung des Pfluges). Sie können dann nicht einfach sagen „du musst mehr üben, dann geht das schon weg." Sie sind verantwortlich für das, was in Ihrem Yoga-Unterricht geschieht, nicht Ihre Schülerin.

Das, was Sie auf der emotionalen und seelischen Ebene anrichten, bleibt Ihnen verborgen. Dieser Schaden ist aber ungemein größer als Sie annehmen. Er wirkt auch auf der karmischen Ebene und wird auf Sie zurückfallen. Mit Yoga-Übungen eine körperliche Sensation hervorzurufen, ist relativ einfach. Den Schaden, den Sie damit anrichten, ist immens groß. Bereits Wolfgang Johann von Goethe hat das in seiner Ballade „Der Zauberlehrling" sehr treffend beschrieben:

„Herr, die Not ist groß!
Die ich rief, die Geister
werd ich nun nicht los." *

Sorgen Sie also ab heute dafür, dass Sie Ihre Fachkompetenz ständig erhöhen. Denken Sie immer daran: Sie arbeiten mit Menschen. Diese Menschen vertrauen Ihnen. Missbrauchen Sie dieses Vertrauen nicht.

* Der Zauberlehrling, Johann Wolfgang von Goethe,
www.wikipedia.org

Fachkompetenz

Zur Fachkompetenz gehört auch, dass Sie mit Ihren eigenen Lebensthemen klarkommen. Im Umgang mit Ihren Schülerinnen werden Projektionen stattfinden. Es ist gut, wenn Sie auseinanderhalten können, was zu Ihren Schülerinnen und was zu Ihnen gehört. Es gibt gute Therapeutinnen, die Ihnen in schwierigen Situationen mit Rat und Tat zur Seite stehen.

Erwähnenswert ist die Fachkompetenz für den Bereich, der den Hauptteil Ihrer Tage ausfüllen wird, die administrative Arbeit. Auf diesem Gebiet erhöhen Sie gerade Ihre Fachkompetenz. Sie müssen die Spielregeln kennen, sonst werden Sie das Spiel nicht spielen können. Lernen Sie die Spielregeln auswendig, dann wird es einfacher. Sie finden die Spielregeln in meinem ersten Buch „Selbstständig als Yogalehrer/in".

Sichtbar gemachte Fachkompetenz

Am Ende dieses Kapitels sehen Sie eine Darstellung, was ich mit „Sichtbar gemachte Fachkompetenz" meine.

Auf der horizontalen Achse finden Sie die Fachkompetenz, die Sie sich durch Ihre Aus- und Weiterbildungen im Yoga-Bereich erworben haben. Sie können diese Linie von 1 bis 10 skalieren. Eins bedeutet 100 Unterrichtseinheiten Fachkompetenz, zehn heißt 1.000 Unterrichtseinheiten. Je weiter Sie nach rechts kommen, desto höher ist Ihre Fachkompetenz.

Auf der vertikalen Achse können Sie Ihre Sichtbarkeit eintragen. Eins bedeutet, dass Sie für die Außenwelt nahezu unsichtbar sind und als „Undercover-Yogini" arbeiten. Zehn bedeutet, dass Sie im Markt sehr stark sichtbar sind.

Wenn Sie mit einer geringen Fachkompetenz sehr groß in die Sichtbarkeit gehen, nennt man das im Fachjargon „Hochstapeln." Sie versuchen dann etwas zu sein, was Sie in Wirklichkeit gar nicht sind. Sie werden unter dem permanenten Druck stehen, „entlarvt" zu werden. Wenn Sie jemand entlarvt, werden Sie wütend.

„Begierde ist die Kraft, die aus deiner am Handeln orientierten Natur aufsteigt. Egoistische Begierden sind unersättlich; je mehr Nahrung du ihnen gibst, desto mehr davon ersehnen sie ... Begierden sagen nie: Es reicht. Und Zorn ist immer mit Begierden verbunden, und Zorn und Gier richtet alles zu Grunde. Dieses Paar von Begierde und Zorn ist dein grässlichster, gefährlichster Feind auf Erden".*

*Bhagavadgita, Jack Hawley, Goldmann-Arkana, Seite 68

Sichtbar gemachte Fachkompetenz

Ganz anders das andere Extrem. Sie haben eine sehr hohe Fachkompetenz, aber da Sie sich mit dieser hohen Fachkompetenz nicht sichtbar machen, sieht das auch niemand. Diese „heimlichen Genies" sind nahezu unsichtbar. Sie verdienen wenig. Woher sollen auch ihre Schülerinnen kommen, wenn niemand weiß, dass es sie gibt und über welche außergewöhnlichen Qualitäten sie verfügen. Deshalb muss jetzt noch eine NLP-Ausbildung oder etwas anderes dazukommen, dann endlich wird die Menschheit auf Sie aufmerksam und Sie werden viel Geld verdienen. Aber so funktioniert das leider nicht.

Sie kennen sicherlich Menschen, die seit Jahren, seit Jahrzehnten von einer Ausbildung in die nächste hetzen. Es ist eine Form von Gier (raga). Patanjali zählt das in seinem Yoga-Sutra als Hindernis auf dem Yoga-Weg auf. Dieses klesha (Sanskrit = Hindernis) hält Sie davon ab, in die Gedankenstille zu kommen.

Die „heimlichen Genies" haben ständig das Gefühl, immer noch zu wenig zu wissen. Keiner hat ihre wahre Größe erkannt. Eigentlich müssten sie dort vorne an Stelle der Lehrgangsleiterin sitzen. Sie wissen alles besser, haben den großen Durchblick, aber schaffen es nicht, mit ihrer Fachkompetenz in die Sichtbarkeit zu gehen. Dahinter steckt eine große Angst, bewertet zu werden. Wenn ein „heimliches Genie" in die Sichtbarkeit geht, werden Menschen kommen, die das kritisieren, anzweifeln und neiden. Das gleicht für sie einem Todesurteil und wirft sie in ihrem angekratzten Selbstwertgefühl um Jahre zurück.

Mit wenig Fachkompetenz und einer kleinen Sichtbarkeit gelten Sie als Anfängerin. Mit einer großen Fachkompetenz und einer hohen Sichtbarkeit sind Sie schon bald ein Profi. Der Weg ist, von unten links nach oben rechts zu gehen.

Sichtbar gemachte Fachkompetenz

Mit einer hohen Fachkompetenz sichtbar zu werden, ist anstrengend und kostet Geld. Aber es zahlt sich aus. Sie können dann beispielsweise Stundensätze bis zu 120 Euro für den Yoga-Einzelunterricht verlangen und von Ihren Schülerinnen bis zu 80 Euro Monatsbeitrag für Gruppenunterricht nehmen. Die Menschen werden weite Wege auf sich nehmen, um zu Ihnen zu kommen.

Ich staune manchmal, wenn ich die Autokennzeichen vor unserem Haus sehe. Vier Stunden Autofahrt allein für eine Strecke. Für eine Zeitstunde Yoga-Einzelunterricht. Dann wieder vier Stunden Autofahrt zurück nach Hause. Meine Ehefrau arbeitet ausschließlich im Yoga-Einzelunterricht, hauptsächlich mit der Zielgruppe Yogalehrerinnen. Sie hat eine sehr hohe Fachkompetenz und gibt den Menschen etwas, was sie woanders nicht bekommen. Sichtbar ist sie u.a. im Internet unter www.parinama.de.

Übrigens, wenn Sie mit Ihrer Fachkompetenz in die Sichtbarkeit gehen, werden Sie auch für Menschen sichtbar, mit denen Sie überhaupt nichts zu tun haben wollen: allen voran die Gesellschaft für musikalische Aufführungs- und mechanische Vervielfältigungsrechte (GEMA), dicht gefolgt von der Gebühreneinzugszentrale (GEZ), der Deutschen Rentenversicherung, dem Gewerbeaufsichtsamt Ihrer Gemeinde und dem Finanzamt.

Sie wollen alle nur Ihr Bestes: Ihr GELD!

Sichtbar gemachte Fachkompetenz

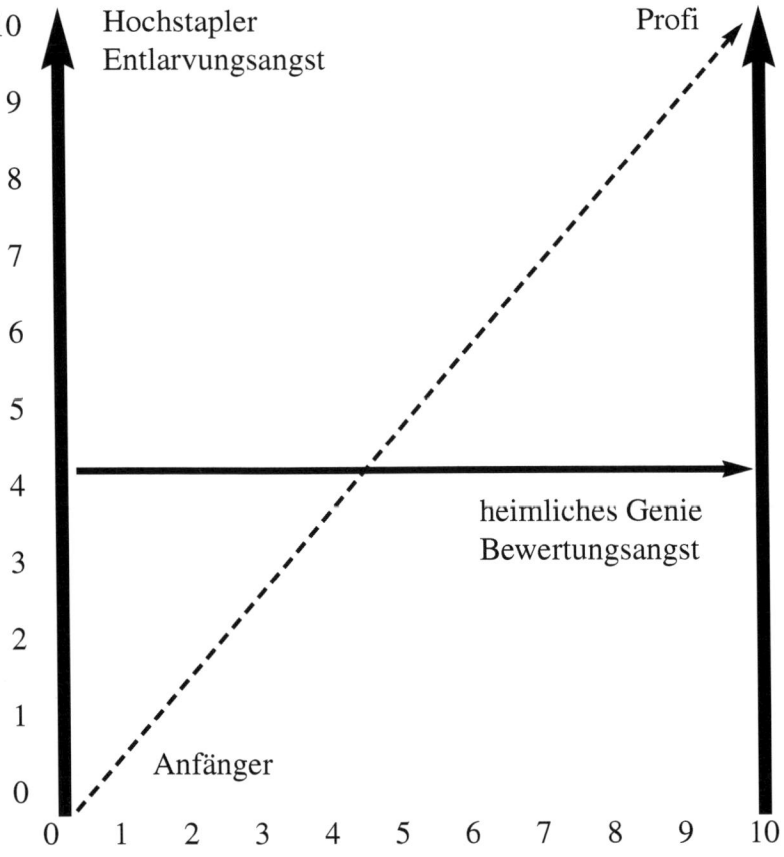

Erfolgreich in die Sichtbarkeit

In den letzten Jahren war ich mit folgenden Werbeträgern erfolgreich:

• Internetseiten
• Direktmarketingaktionen
• Empfehlungsmarketing
• Fließtextanzeigen und
• PR-Anzeigen.

Natürlich gibt es viele andere Möglichkeiten, Ihre Fachkompetenz sichtbar zu machen. Denken Sie immer daran, dass Sie Ihr Geld für Werbung nur einmal ausgeben können. Was weg ist, ist weg. Die Anzeigenvertreterin kann Ihnen das Blaue vom Himmel versprechen. Wenn Ihre gerahmte Anzeige neben dem Angebot eines Friseursalons und einer Anzeige für Tierfutter in einem Anzeigengrab untergeht, ist die Wahrscheinlichkeit sehr gering, aufgrund dieser Aktion neue Schülerinnen zu bekommen. Eine gerahmte Anzeige in der Samstagsausgabe Ihrer Tageszeitung kostet je nach Größe bis zu 600 Euro + 19 % MwSt. Sie erscheint einen einzigen Tag. Für diesen Preis bekommen Sie schon einen kleinen, professionellen Internetauftritt.

Wägen Sie deshalb genau ab, für welchen Werbeträger Sie wie viel Geld ausgeben und wie der wirtschaftliche Erfolg sein wird. Stellen Sie sich immer wieder die Frage: „Wie mache ich mich mit einem kleinen Einsatz an materiellen Mitteln möglichst groß sichtbar? Überlegen Sie deshalb sehr genau, wo und mit welchem Aufwand Sie Ihre möglichen Schülerinnen erreichen.

Der Weg zum Erfolg

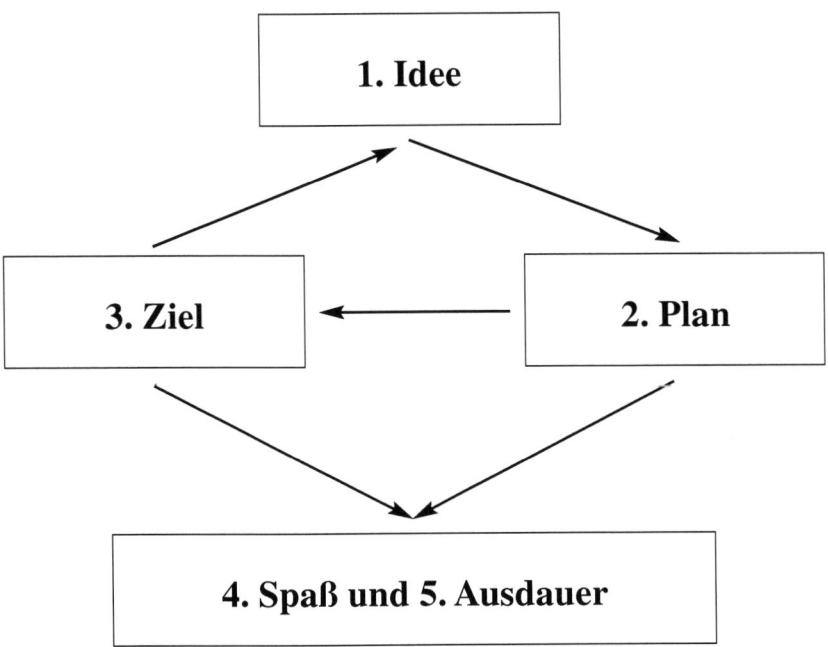

Der Weg zum Erfolg besteht aus drei Schritten: 1.) der Idee, 2.) dem Plan und 3.) dem Ziel.

Um das Ziel zu erreichen, benötigen Sie bei der Durchführung Ihres Planes Spaß und Ausdauer. Wenn 4.) und 5.) fehlen, werden Sie das Ziel sehr schwer erreichen.

Die Idee

Ideen sind flüchtig. Sie gehören zur immateriellen Ebene. Damit Ideen kommen, muss Ihr Kopf leer sein. Es ist wie mit einem Gefäß. Wenn das Gefäß voll ist, passt nichts mehr rein. Sie leeren Ihr Gefäß am besten durch Ihre eigene, tägliche Yoga-Praxis bestehend aus Asana, Pranayama und Meditation. Manche Ideen kommen beim Üben, andere verteilt über den Tag. Auch Träume können eine Menge an Ideen (und Warnungen) beinhalten. Da Ideen flüchtig sind, müssen Sie diese materialisieren, sonst sind sie weg. Sie wissen dann zwar, dass Sie eine gute Idee hatten, aber leider nicht welche. An Details können Sie sich nicht erinnern. Machen Sie es sich zur Angewohnheit, Ihre Ideen aufzuschreiben. Jede Idee kommt auf einen extra Zettel. Den Zettel legen Sie in eine Zettelbox. Auch die Idee zu Ihrer Idee gehört auf einen extra Zettel. Mit der Zeit haben Sie eine Fülle an Zettel und Ideen. Das Ganze verdichtet sich immer mehr und mehr zu einem Plan. Viele Menschen haben keine Ideen. Sie kupfern gnadenlos ab. Sie müssen damit rechnen, dass die Konkurrenz in Ihrer Stadt Ihre Ideen aufgreift und dann als ihre eigene verkauft.

Ich habe das bei einer Braunschweiger Yogalehrerin selbst erlebt. Kaum hatte ich etwas Neues entwickelt und war damit in die Öffentlichkeit gegangen, fand ich meine Idee auf ihrem Flyer wieder. Der Text war 1:1 abgeschrieben, sogar mit Rechtschreibfehlern. Das konnte ich schwer aushalten, aber ich stand das durch. Meiner Konkurrenz fehlte die Erfahrung. Nach kurzer Zeit war sie vom Markt verschwunden.

Meiden Sie solche Menschen. Hüten Sie sich davor, bei Yogalehrerinnen-Arbeitskreisen oder auf Weiterbildungsseminaren von Ihren Ideen zu sprechen. Das wird begierig aufgenommen und später als eigene Dienstleistung verkauft. Laut Patanjali Yoga

Der Weg zum Erfolg

Sutra ist asteya ("nicht nehmen, was mir nicht gehört") im achtgliedrigen Yoga-Pfad das dritte Yama. Ich habe mir immer wieder die Frage gestellt, wie diese Yogalehrerinnen erfolgreich sein wollen, wenn sie die ethischen Grundlagen, die uns Patanjali mit seinem Werk gegeben hat, nicht einhalten. Sie bauen ihr Haus auf Sand. Es wird beim ersten Sturm einstürzen.

Der Plan

Es ist erschreckend, wie viele Yogalehrerinnen es gibt, die ohne Plan in die Selbstständigkeit gehen und nach kurzer Zeit mit einem Haufen Schulden wieder verschwinden. Jede Bauherrin braucht für die Erstellung ihres Hauses einen Plan. Der Grundriss beinhaltet u. a. wo die Türen und Fenster sind, wie viele Stockwerke das Haus hat etc. Auch die Abflussrohre, Wasserleitungen und Lichtschalter werden nicht wahllos angebracht, sondern auf dem Plan eingezeichnet. Ich erinnere Sie noch einmal an die vier Fragen, die Sie sich stellen müssen.

1.) Gibt es für Ihr Angebot einen Markt?
2.) Ist der Markt groß genug?
3.) Wissen Sie, wie der Markt geografisch gegliedert ist und
4.) ist der Markt bereit, für Ihr Angebot zu bezahlen?

Sie müssen wissen, wie Sie an diese Informationen kommen und dürfen in der Phase der Planung nichts dem Zufall überlassen. Nur wenn Sie alle vier Fragen mit einem eindeutigen „Ja" beantworten, können Sie sicher sein, dass Ihre Idee reichlich Früchte tragen wird. Wenn nicht, lassen Sie die Finger davon.

Bringen Sie jetzt Ihre Idee in einen Plan. Materialisieren Sie Ihre Idee, in dem Sie sie aufschreiben. Strukturieren Sie diesen Plan und besprechen Sie ihn mit einer vertrauten Person. Das kann ein guter Freund oder ein professioneller Berater sein. Einen Berater bekommen Sie ab 120 bis 250 Euro Stundensatz + 19 % MwSt. Erfahrungsgemäß werden Sie mit maximal zwei bis drei Zeitstunden Beratung auskommen. Der finanzielle Schaden, den Sie ohne Beratung erleiden, kann hoch sein. Ich habe Yogalehrerinnen erlebt, die mit einem Schuldenberg von 50.000 Euro dastanden und von mir wissen wollten, wie sie da wieder runter kommen. 500 Euro Beratungskosten zu 50.000 Euro Schulden. „First think, then plan, then do." Bitte nicht umgekehrt.

Denkbar ungeeignete Berater sind in diesem Fall Ehepartner, Geschwister, negativ eingestellte Steuerberaterinnen, Wirtschaftsprüferinnen und Elternteile. Es ist gut, wenn eine Beraterin Ihr Vorhaben immer wieder hinterfragt und Sie zum Zweifeln bringt. Das ist ihr Job und dafür wird sie bezahlt. Jemand, der aber seine eigenen Ängste und Zweifel auf Ihr Vorhaben projiziert, ist hier vollkommen fehl am Platz. Manchmal sind diese Menschen neidisch auf Ihr Vorhaben. Sie tun da etwas, was Ihr Gegenüber gerne selbst machen würde, aber aus irgendeinem Grunde nicht kann. Jeder der nachfolgend aufgeführten Zweifel raubt Ihnen für Ihr Vorhaben ein Stück Lebenskraft.

- Damit kommst Du gegen die anderen Yogalehrerinnen niemals durch!
- Da bin ich ganz Deiner Meinung, aber ...
- Schuster bleibe bei Deinen Leisten!
- Hast Du das mal mit deiner Steuerberaterin besprochen?
- Da bist Du nicht die Erste, die das versucht hat!
- Dafür willst Du Deine berufliche Karriere aufgeben?
- Kommt mir irgendwie bekannt vor!
- Du spinnst mal wieder!
- Was glaubst Du eigentlich, wer Du bist?
- Hä?!?

Halten Sie Menschen, die solche Aussagen machen, von Ihren Ideen und Plänen fern. Es reicht, wenn Sie Ihre Freundinnen und Verwandten zum Tag der offenen Tür einladen. Sie werden dann noch jede Menge Gelegenheit haben, Ihr Vorhaben zu rechtfertigen, oder gar zu verteidigen. Schützen Sie Ihre Pläne wie eine junge Pflanze. Lassen Sie auf gar keinen Fall zu, dass irgendjemand darauf herumtrampelt.

Das Ziel

Wir kommen jetzt zum wichtigsten Teil, dem Ziel. Sie müssen Ihren Plan umsetzen und das Ziel erreichen! Wenn Sie jetzt stoppen, wird es sehr schwer werden, einen neuen Anlauf zu nehmen, um Ihr Vorhaben in die Welt zu bringen. Das ist enorm wichtig für Ihr Selbstwertgefühl. Nur wenn Sie Ihr Vorhaben ausführen, kommen Sie in die Erfahrung. Nur aus der Erfahrung heraus entstehen neue Ideen. Bessere Ideen. Schönere Ideen. Größere Ideen. Seien Sie froh darüber, wenn die Ausführung nicht so läuft, wie Sie sich das vorgestellt haben. Daraus können Sie viel lernen. Misserfolge sind die Grundlage für viele gute neue Ideen, die Sie immer weiter bringen werden.

Kennen Sie das Gefühl, in einer Spirale zu sein, die sich nach unten dreht? Jetzt dreht sich die Spirale nach oben. Können Sie es aushalten, erfolgreich zu sein? Oder gibt es einen Teil in Ihnen, der das versucht zu boykottieren? Üben Sie voller Kraft und Vertrauen Ihre eigene Yoga-Praxis. Wenn´s läuft, dann läuft´s! In die eine Richtung oder in die andere.

Spaß und Ausdauer

Sie brauchen Spaß und Ausdauer, sonst geht es nicht. Wenn Sie keine Freude bei Ihrem Tun haben und Ihnen die Ausdauer fehlt, lassen Sie besser die Finger davon. Sie werden wahrscheinlich nicht glücklich werden. Niemand zwingt Sie dazu, selbstständig zu sein und eigenverantwortlich große Projekte in die Welt zu bringen. Es gibt Menschen, die sind besser in einem Team oder in einem festen Angestelltenverhältnis aufgehoben. Manche Menschen eignen sich einfach nicht für die Selbstständigkeit. In diesem Fall unterrichten Sie Yoga im Nebenberuf. Sie wissen, dass es auch hier einige Dinge zu beachten gibt. Und Sie wissen auch, wo Sie diese Informationen bekommen.

Wenn Sie mit Spaß und Ausdauer bei der Sache sind, kann es sich in der Schwere Ihres Tuns leicht anfühlen. Sie werden dann getragen von einer Kraft, die unbeschreiblich stark ist und die Ihr Boot in die richtige Richtung treibt. Manchmal bleibt für lange Zeit der Wind weg, aber die Holzstämme und die Vögel weisen eindeutig den Weg. Dann müssen Sie rudern.

Gott kann sich Ihnen nicht persönlich zeigen. Er ist unsichtbar. Aber er hat immer irgendwelche Menschen oder Träume, die er Ihnen schickt. Wenn Sie so ein Zeichen bekommen, sind Sie auf dem richtigen Weg. Möchten Sie hierzu eine Geschichte? Hier ist sie!

Eines Tages kam ein Yogalehrer in meine Beratung. Er arbeitete seit 25 Jahren in einer Firma, die von einem amerikanischen Konzern übernommen wurde. In den letzten Jahren wurde das Arbeitsklima immer schlechter und der Ton immer härter. Mobbing war an der Tagesordnung. Da ihm die Arbeit keinen Spaß mehr machte, nahm er zunächst selbst Yoga-Unterricht. Wenig später

Der Weg zum Erfolg

begann er eine Yogalehrerausbildung. Dann begann er, an einer VHS Yoga zu unterrichten. Er spürte innerlich: „Das ist mein Weg. Das möchte ich weiterhin tun". Aber er hatte Existenzangst und war unsicher. In dieser Zeit kam er zu mir und bat mich um Rat. Ich sagte ihm: „Wenn es tatsächlich Ihr Weg ist, dann wird Gott Ihnen ein Zeichen geben." Er wartete und wurde ungeduldig. „Gott hat mich vergessen!" Ich antwortete ihm: „Gott vergisst niemanden." Wenn Ihr Wunsch, Ihre Absicht das zu tun so groß ist, dann hat er auch das Passende für Sie im Angebot. Ich schlage vor, wir tun jetzt ganz einfach mal so, als würde es nach den Sommerferien losgehen. Lassen Sie uns Ihr Vorhaben so planen, dass Sie und Ihre Familie gut davon leben können." Wir gaben uns beide allergrößte Mühe, aber die Sache war für ihn zu unsicher. Trotz schlechter Arbeitsbedingungen standen das sichere Monatsgehalt, Weihnachtsgeld, Urlaubsgeld, sechs Wochen bezahlten Urlaub, Anspruch auf Bildungsurlaub, vermögenswirksame Leistungen und eine Betriebsrente dagegen. Er befand sich in einer Komfortzone. Diese Komfortzone aufzugeben war zum jetzigen Zeitpunkt undenkbar. Das finanzielle Risiko war einfach zu hoch. Das Projekt wurde ad acta gelegt.

Einige Monate später bat mich der Yogalehrer um einen neuen Termin. „Mein Betrieb entlässt Mitarbeiter, soll ich mich freiwillig melden?" Nein, das sollte er auf gar keinen Fall. Ich riet ihm abzuwarten. Bei einer Betriebszugehörigkeit von 25 Jahren war die Abfindungssumme meiner Meinung nach viel zu niedrig. Ich hatte mich im Internet kundig gemacht. Es war zu erwarten, dass die Firma die Abfindung erhöhen würde. Und so geschah es auch. Mein Klient bekam eine hohe Abfindung und verließ seine Firma. Er hatte eine Quelle, aus der er lange Zeit trinken konnte. Er arbeitet jetzt als Yogalehrer. Er ist erfolgreich und liebt diesen neuen Beruf über alles.

Der Weg zum Erfolg

Wenn in der Tiefe Ihrer Seele dieses innere „Ja" da ist, wird sich alles so richten, dass Sie an Ihr Ziel kommen. Es werden deutliche Zeichen kommen, die Ihnen den Weg zeigen. Die Vögel fliegen nur so um Sie herum und die Baumstämme zeigen Ihnen den Weg. Sie müssen ihnen nur folgen. Fehlt dieses innere „JA", kann es sehr schwer werden.

Polynesisches Segeln II

Wenn Sie mein Buch „Selbstständig als Yogalehrer/in" durchgearbeitet haben, wissen Sie, dass Ihr Werbeetat zwischen 5 bis max. 10 % vom Umsatz liegen darf. Sie kennen die Werbeträger mit ihren Vor- und Nachteilen und können die Begriffe Umsatz und Gewinn auseinanderhalten. Die Kleinunternehmerregelung ist kein Fremdwort für Sie. Dass Sie ab einem bestimmten Gewinn sozialversicherungspflichtig sind, ist ebenfalls bekannt. Wie teuer eine Krankenversicherung für Selbstständige ist und dass Sie als Yogalehrerin ab einem bestimmten Gewinn rentenversicherungspflichtig sind, muss ich nicht erwähnen. Melden Sie auf gar keinen Fall ein Gewerbe an. Als Yogalehrerin gehören Sie zur Berufsgruppe der Freiberuflerinnen. Lernen Sie die Spielregeln auswendig!

Das sind die Dinge, die Sie brauchen, damit Ihr Boot nicht untergeht. Wir müssen in Zukunft nicht mehr darüber reden.

Auf den folgenden Seiten entwickle ich mit Ihnen eine Strategie, wie Sie sich ein Yoga-Kurssystem aufbauen können. Ich beginne dabei mit 0 Teilnehmerinnen und ende bei 120 Schülerinnen. Mehr als 120 Personen können Sie pro Woche nicht unterrichten, ohne nach einiger Zeit ausgebrannt zu sein. Ich kenne Yogalehrerinnen, die 16 Kurse pro Woche unterrichten. Die sehen nicht sehr gesund aus. Sie wirken nicht authentisch, wenn Sie Ihren Schülerinnen sagen, wie lebendig und heil Yoga macht, Sie selbst aber unendlich schlecht drauf sind, kurz vor dem Burn-out stehen und sich durch die Woche quälen.

Tu was Du kannst

Tu was du kannst
mit dem was Du hast
genau da,
wo Du gerade bist!
Theodor Roosevelt

Alle sagten: „Das geht nicht!"
Dann kam einer, der wusste das nicht und hat es gemacht.
Verfasser unbekannt

Ihr erster privater Yoga-Kurs

Am Beispiel Ihres ersten privaten Yoga-Kurses zeige ich Ihnen jetzt, wie das polynesische Segeln in der Praxis funktioniert. Ich meine damit nicht einen Kurs an der VHS oder im Fitnessstudio, das kennen Sie ja. Es ist ein Kurs, den Sie privat organisieren, ohne Zwischenhändlerin (das sind die, bei denen das meiste Geld hängen bleibt).

Die Werbekosten Ihres ersten Kurses liegen bei null, das Risiko ist klein. Sind Sie bereit? Dann kann es losgehen. Schließen Sie Ihre Augen. Atmen Sie tief und ruhig ein und aus. Stellen Sie sich die unendliche Weite des Meeres vor. Lassen Sie vor Ihrem inneren Auge das Bild einer Insel entstehen. Seien Sie überzeugt, dass Sie diese Insel erreichen werden. Haben Sie Vertrauen, es wird funktionieren.

Nehmen Sie sich jetzt ein liniertes Blatt Papier und einen Stift. Nummerieren Sie das Blatt Papier von 1 bis 100 durch. Ich meine wirklich 100! Nicht 30 oder 60, sondern 100! Sie brauchen schon etwas Tapas (Sanskrit = Feuer, Hitze, Glut), um dieses Ziel zu erreichen. Als Ihr Coach erwarte ich von Ihnen, dass Sie die Aufgaben, die ich Ihnen stelle, mit vollem Engagement erledigen, sonst geht das nicht.

Kehren wir zur Liste zurück. Tragen Sie oben in die erste Zeile Spalten für die fortlaufende Nummer, für Namen, Vornamen und Telefon-Nr. ein. Ganz hinten noch ein Feld für die Rubrik Bemerkungen. Das könnte in etwa so aussehen:

Ihr erster privater Yoga-Kurs

Nr.	Name	Vorname	Tel.-Nr.	Bemerkungen
1.	Müller,	Else	xxxxxx	Tante
2.	Schulze,	Steffi	xxxxxx	Freundin
3.	Weber,	Iris	xxxxxx	Arbeitskollegin

Nun erfassen Sie alle Menschen, zu denen Sie in irgendeiner Weise einen persönlichen Bezug haben oder hatten, und von denen Sie genau wissen, dass sie Ihrem Vorhaben positiv gegenüberstehen. Nicht auf die Liste gehören Personen, mit denen Sie im Streit auseinandergegangen sind, ehemalige Partner, mit denen Sie noch eine Rechnung offen haben, oder Menschen, von denen Sie wissen, dass Sie Ihnen keine Wertschätzung entgegenbringen. Mit dem Erstellen dieser Liste werden Sie einige Zeit zu tun haben.

In der Zwischenzeit können Sie sich auf die Raumsuche für Ihren ersten privaten Yoga-Kurs begeben. Sagen Sie jetzt bitte nicht, dass es in Ihrem Ort keine Räume gibt. Das ist eine Ausrede, die so nicht stimmt und die ich nicht akzeptiere. Ihr innerer Schweinehund beginnt sich gerade, gegen Ihr Vorhaben zu wehren. Er möchte lieber in der Komfortzone bleiben und wünscht keine Veränderungen. Das ist für ihn eine ziemlich bedrohliche Angelegenheit. Wahrscheinlich lässt er sich noch ganz andere Dinge einfallen. Es sind die Untertanen aus der Geschichte „Polynesisches Segeln I", die gerade anfangen zu meutern und die Sie über Bord jagen wollen. Bleiben Sie konsequent und erledigen Sie Ihre Aufgabe; die heißt: nicht jammern, sondern Raumsuche!

Räume gibt es in jedem Ort. In den Abendstunden stehen Kindergärten, Arztpraxen und Schulen leer. Auch die Kirchengemeinden haben manchmal sehr schöne Räume. Die finanziell klammen Kommunen sind froh, wenn sie einige Euros durch Mieteinnahmen dazuverdienen können. Telefonieren Sie etwas herum, gehen Sie in Ihrer Stadt spazieren und schauen Sie nach

Ihr erster privater Yoga-Kurs

Aushängen und leeren Fenstern. Lesen Sie die örtliche Tageszeitung. Geben Sie die Info nach Ihrer Raumsuche an möglichst viele Bekannte: „Ich suche einen Raum für einen Yoga-Kurs!" Und halten Sie die Ohren offen. Es wird nicht lange dauern und der Raum wird zu Ihnen kommen; d. h. er findet Sie, nicht umgekehrt.

Der Raum sollte eine Größe von 60 qm bis 80 qm haben. Achten Sie unbedingt darauf, dass die Heizung in den Abendstunden zu Ihrem Yoga-Kurs weiterläuft. Das Lieblingsspielzeug mancher Hausmeister sind die Nachtschaltuhren. Es gibt nichts Schlimmeres, als zu versuchen frierende Kursteilnehmerinnen auf dem kalten Fußboden liegend in die Entspannung zu bringen. Das ist keine gute Werbung für Ihren nächsten Yoga-Kurs. Die Menschen werden nicht wiederkommen.

Stellen Sie sich die folgenden Fragen:

- Welche Größe hat der Raum?
- Wie viele Yogamatten lassen sich im Raum auslegen?
- Sind in der Nähe ausreichend Parkmöglichkeiten vorhanden?
- Sind die Wege vom Parkplatz zu Ihrem Raum gut ausgeleuchtet?
- Ist der Raum sauber?
- Ist der Raum warm?
- Ist der Raum ruhig gelegen?
- Findet im Gebäude ein Karatekurs, die Urschrei-Therapie oder eine Einführung in Break-Dance statt? Probt eine Rockband?
- Ist die Raummiete für 90 Minuten akzeptabel?
- Ist der Raum leicht zu finden?
- Sind irgendwelche Nachtbars oder Etablissement des horizontalen Gewerbes in der Nähe?
- Ist der Raum mit öffentlichen Verkehrsmitteln gut zu erreichen?

- Sind sanitäre Anlagen vorhanden?
- Sind Sie ganz sicher, dass der Raum zur angegebenen Uhrzeit auch wirklich frei ist?

Sehr gut, wenn Sie zwischen mehreren Räumen auswählen können. Ein Preis von 10 bis max. 25 Euro für 90 Minuten Raummiete ist akzeptabel. Ab 30 Euro aufwärts müssen es Top-Räume in Top-Lagen sein. Optimal wäre es, wenn Sie sich in eine bereits bestehende Yogaschule einmieten könnten. Achten Sie darauf, dass in diesem Fall der dort angebotene Yoga-Unterricht nicht mit Ihrer Yoga-Tradition identisch ist. Es kann zwischen den Yogalehrerinnen leicht zu Missgunst und Neid kommen. In so einem Energiefeld würde ich nicht arbeiten wollen. In voll ausgestatteten Yogaschulen kann der Preis für 90 Minuten Raummiete auf bis zu 50 Euro ansteigen. In Frage kommen auch Zentren, die eine ähnliche Arbeit machen wie Sie. Es muss dann aber auch sichergestellt sein, dass im Mietpreis die Benutzung der Yogamatten, Decken, Kissen etc. eingeschlossen ist.

Der Raum ist da und Ihre Liste hat sich gefüllt. Jetzt suchen Sie nach einem Anfangstermin und einem Wochentag mit Uhrzeit, an dem Ihr erster privater Yoga-Kurs stattfinden soll. Erfahrungsgemäß brauchen Sie für Ihren Kurs eine Vorlaufzeit von ca. sechs Wochen. Gut werden die Abendtermine ab 17 Uhr angenommen, optimal wäre der Mittwochabend von 20.00 Uhr bis 21.30 Uhr. Da haben Sie keine Zeit, weil Ihr VHS-Anfängerinnenkurs läuft? Den müssen Sie jetzt loslassen, sonst geht das nicht. Wenn Sie am gleichen Ort an einer Institution und in ihrem privaten Kurs unterrichten, werden sich die Teilnehmerinnen immer für das günstigere Angebot entscheiden. Sie machen sich dann selbst Konkurrenz. D. h. für Ihren VHS-Kurs gibt es eine Warteliste, Ihr privater Kurs bleibt aber leer. Sie sind ja in Ihrem privaten Kurs kein anderer Mensch und machen auch keinen anderen Yoga-Un-

Ihr erster privater Yoga-Kurs

terricht. Mit den Preisen der VHS können Sie nicht konkurrieren. Sie müssen sich darüber im Klaren sein, dass die Zielgruppe VHS-Teilnehmerinnen eine Zielgruppe ist, die nicht für Ihre privaten Kurse in Frage kommt. Das werden Sie sehr schnell merken. Vielleicht werden im Laufe der nächsten Jahre einige VHS-Teilnehmerinnen den Weg in Ihre Kurse finden, aber rechnen Sie bitte nicht damit. Wenn Sie mir nicht glauben, lesen Sie die Geschichte in meinem Buch „Selbstständig als Yogalehrer/in" mit dem Thema „Stell´ dir vor es ist Yoga und keiner kommt." Also machen Sie jetzt das, was Sie Ihren Teilnehmerinnen seit Jahren erzählen: „Lassen Sie los!"

In der Zwischenzeit haben Sie Ihre Liste fertiggestellt. Sie haben Ihren Raum. Sie haben den Anfangstermin, Wochentag und Uhrzeit festgelegt. Wie viele Teilnehmerinnen wollen Sie in den Kurs aufnehmen? Wie hoch soll die Kursgebühr sein? Unter welchem Motto soll der Kurs laufen? Wie viele Abende wollen Sie unterrichten?

Was halten Sie davon, wenn Sie Ihrem Kurs den Titel „Yoga-Schnupperkurs" geben? Oder „Yoga zum Kennenlernen?" Das Wort Schnupperkurs suggeriert den Teilnehmerinnen, dass es dort etwas umsonst gibt. Vielleicht also doch lieber „Yoga zum Kennenlernen" oder „Entspannt in den Feierabend." An sechs Abenden findet der Unterricht von 19.00 Uhr bis 20.30 Uhr statt. Das ist eine Zeit, die aus Erfahrung sehr gut angenommen wird. Die Teilnehmerinnen sind dann um 21.00 Uhr zu Hause und können ihre Kinder noch ins Bett bringen oder sich um ihren Partner kümmern. Und Sie auch. Was halten Sie von einer Kursgebühr von 60 Euro bei einer Raummiete von 30 Euro pro Abend? Das ist ein Betrag, den die zukünftigen Teilnehmerinnen leicht übrig haben und die Miete ist im Verhältnis zu den Einnahmen auch o.k. Wenn Sie 15 Personen in die Gruppe aufnehmen, bleiben für Sie 720

Ihr erster privater Yoga-Kurs

Euro übrig (15 x 60 Euro = 900 Euro Einnahmen minus 6 x 30 Euro = 180 Euro Raummiete = 720 Euro).

Ihre nächste Aufgabe besteht jetzt darin, die Menschen auf der Liste anzurufen. Dafür brauchen Sie Zeit und Muße. Üben Sie vor dem Gespräch Yoga, singen Sie ein Mantra und zünden Sie ein Räucherstäbchen an. Ob das hilft, kann ich Ihnen nicht sagen, aber schaden kann es auch nicht. Das Gespräch könnte etwa so aufgebaut sein:

Beispiel 1

„Hallo Tante Else, hier ist Jeannine. Wie geht es dir? Du, ich beginne am Mittwoch nach Ostern um 19.00 Uhr einen Yoga-Kurs. Hast du Interesse daran? Nein, das ist schade. Alles Gute für dich und grüß´ mir den Onkel Hans."

Bitte nehmen Sie dieses „Nein" nicht persönlich. Es richtet sich nicht gegen Sie. Ich schreibe das an dieser Stelle, weil das „Nein" wahrscheinlich etwas mit Ihrem Selbstwertgefühl machen wird. Der innere Schweinehund hat gerade Nahrung bekommen. Ich habe Yogalehrerinnen erlebt, die nach dem 3. „Nein" aufgegeben haben. Segeln Sie weiter!

Beispiel 2

„Hallo Steffi, hier ist Jeannine. Wie geht es dir? Du, ich beginne am Mittwoch nach Ostern um 19.00 Uhr mit einen Yoga-Kurs. Hast du Interesse daran? Nein, dir passt der Wochentag nicht? An welchem Tag könntest du denn? Am Donnerstag. Okay, ich habe mir das notiert und melde mich bei dir, wenn mein Donnerstagskurs beginnt. Wann das sein wird? Du, das kann ich dir im Moment noch nicht sagen. Ich habe meine ganze Energie erst einmal

Ihr erster privater Yoga-Kurs

auf die Mittwochsgruppe gerichtet. Alles Gute für dich und grüß´ mir den Benno."

Tragen Sie im Feld Bemerkung ein, dass Ihre Freundin Steffi für eine mögliche Donnerstagsgruppe in Frage kommt. Übrigens, dieses Gespräch war ein „Ja." Es wird Ihr Selbstwertgefühl stärken und Ihren inneren Schweinehund zurückdrängen.

Beispiel 3

„Hallo Iris, hier ist Jeannine. Wie geht es dir? Du, ich beginne am Mittwoch nach Ostern um 19.00 Uhr mit einem Yoga-Kurs. Hast du Interesse daran? Ja? Oh, da freue ich mich. Bitte bringe zum Kurs lockere Kleidung mit. Matten, Decken und Kissen sind vorhanden. Der Kurs kostet 60 Euro für 6 Abende. Du kannst mir die Kursgebühr am ersten Abend bar geben. Der Kurs findet in der Hebammenpraxis in der Adolfstraße statt. Das ist die Praxis, wo wir beide zusammen den Geburtsvorbereitungskurs gemacht haben. Ob du noch zwei Freundinnen und deinen Mann mitbringen kannst? Na klar, vielleicht kennst du ja noch andere Personen aus deinem Umfeld, die kommen wollen? Ich habe noch Plätze frei. Kannst du mir bitte die Namen und Adressen deiner Freundinnen geben? Danke und alles Gute für dich."

Das war ein voller Erfolg. Jetzt haben Sie die ersten Baumstämme im Wasser treiben sehen und die Vögel sind auch schon sichtbar. Die Untertanen sind verblüfft, der innere Schweinehund hat sich komplett zurückgezogen. Sie ahnen was jetzt kommt? „Da draußen ist Land!"

Iris, der Ehemann und die beiden Freundinnen kommen auf eine neue Liste. Optimal wäre es, wenn Sie sich jetzt auf Ihrem Computer eine Datenbank einrichten, in denen Sie die Adressdaten Ih-

Ihr erster privater Yoga-Kurs

res ersten privaten Yoga-Kurses speichern. Im Laufe der nächsten Jahre werden eine Fülle von neuen Datensätzen dazukommen. Sie können die Daten dann aufbereitet nach Interessengruppen und Projekten selektiert verwenden und Ihre Kursteilnehmerinnen gezielt anschreiben. Mit dieser Vorgehensweise habe ich in den letzten Jahren erfolgreich gearbeitet.

Von 100 Personen, die Sie auf diese Weise anrufen, werden sich ca. sechs Menschen anmelden. Das ist ein Rücklauf von 6 %. Damit liegen Sie sehr gut im Rennen. Die restlichen neun Personen, die jetzt noch fehlen, kommen auf Empfehlung, oder durch Hören-Sagen. Wie das funktioniert, erfahren Sie in den nächsten Kapiteln.

Interview auf der Straße

An meinem Abflugtag nach Goa sprachen mich am 12. Dezember 2011 auf dem Weg zur Apotheke (ich brauchte noch ganz dringend ein Mittel gegen Reisekrankheit, mein Magen hat eine Aversion gegen die Fahrweise indischer Taxifahrer) drei Schülerinnen einer Vechelder Schule an. Sie baten mich um ein Interview zum Thema Advent. Ich war total im Stress, hatte eigentlich überhaupt keine Zeit und dieses Interview kam mir äußerst ungelegen. Trotzdem hielt ich einen Moment inne und beantwortete ihre Fragen, denn ich liebe Interviews mit Aufnahmegeräten und Mikrofonen. Endlich fragte mich jemand mal nach meiner Meinung. Es war peinlich für mich, wie wenig ich über die Bedeutung des Advents wusste. Am Schluss fragten die drei mich nach meinem Alter und nach meinem Beruf. Bereitwillig gab ich ihnen auch diese Informationen.

Als ich in einem Café in Bicholim – GOA meinen neu erworbenen indischen Netsetter für meinen Laptop ausprobierte (ich musste sonst in der Nähe unseres Hauses im Dschungel immer auf einen Berg klettern, weil ich keinen Empfang hatte), erhielt ich die E-Mail eines ehemaligen Schülers. Er bedankte sich für die Werbepost, die er Ende November von mir erhalten hatte, aber er könne zusammen mit seiner Frau aus verschiedenen Gründen nicht an meinem nächsten Yoga-Kurs teilnehmen. Ich schrieb ihm, dass das sehr schade sei, aber wir uns sicherlich irgendwann wiedersehen würden.

Die nächsten vier E-Mails waren Anmeldungen zu meinen Kursen. Jede E-Mail beantwortete ich mit einem lieben Gruß aus Indien und der Anmeldebestätigung/Rechnung als pdf-Datei im Anhang. Das habe ich mir in den vergangenen Jahren zur Gewohnheit gemacht. Dabei fiel mir auf, dass alle vier Anmeldungen nicht nur aus demselben Ort, sondern auch aus derselben Straße dieses Ortes kamen.

Am nächsten Tag hatte ich wieder eine E-Mail meines ehemaligen Schülers. Er schrieb: „Du, die Welt ist ja so klein. Meine Tochter hat dich auf der Straße interviewt. Sie war mit ihren Freundinnen ganz frustriert, weil niemand Zeit für sie hatte. Als sie erzählte, dass sie einen Yogalehrer interviewt hat, sind wir auf deine Webseite gegangen. Sie hat dich dort auf dem Foto sofort wiedererkannt. Übrigens, die Mütter und zwei Tanten der anderen beiden Interviewerinnen haben sich bei dir zum Yoga-Anfängerinnenkurs angemeldet. Alle vier wohnen in derselben Straße und freuen sich, dich kennenzulernen. Und wenn meine Tochter groß ist und genug Geld verdient, will sie auch zu dir in einen Yoga-Kurs gehen."

Denken Sie immer daran: Sie sind nicht nur am Mittwochabend von 19.00 Uhr bis 20.30 Uhr Yogalehrerin. Wenn Sie den Yoga Weg ernst nehmen, sind Sie es 24 Stunden lang, 12 Monate, 365 Tage im Jahr. Die Menschen schauen genau, mit welcher Haltung Sie durch das Leben gehen. Das spricht sich herum und zieht manchmal Kreise, die Sie im Moment nicht erahnen können. Als ich dieses Interview gab, hatte ich niemals die Absicht, dass die Mütter und die Tanten der Mädchen sich bei mir zum Yoga-Kurs anmelden würden. Ich konnte die meisten Fragen auch nicht beantworten, habe mir aber die Zeit genommen, weil ich die drei Mädchen in Ihrem Tun wertgeschätzt habe.

Polynesisches Segeln III

Polynesisches Segeln III

Herzlich willkommen zum Polynesischen Segeln Teil III. Schön, dass Sie immer noch dabei sind und wissen wollen, wie es nach dem Yoga-Schnupperkurs weitergeht.

Von den 15 Teilnehmerinnen haben sich 10 Personen entschlossen, einen Fortsetzungskurs zu besuchen. Dieser Fortsetzungskurs liegt am selben Wochentag, zur selben Uhrzeit. Sie haben den Preis nicht erhöht. Der Fortsetzungskurs kostet 100 Euro für 10 Abende. Auch die Raummiete ist mit 30 Euro pro Abend gleich geblieben. Wenn alles gut läuft und tatsächlich alle Teilnehmer wiederkommen, werden Sie am Ende des Kurses folgenden Gewinn erzielen: 10 x 100 Euro = 1.000 Euro Einnahmen, minus 10 x 30 Euro = 300 Euro Raummiete. Das ergibt einen Reingewinn von 700 Euro.

Jetzt wiederholen Sie die Strategie mit dem Yoga-Schnupperkurs an einem anderen Wochentag. Nehmen Sie den Donnerstag 19.00 Uhr bis 20.30 Uhr. Eine Person auf Ihrer Liste hatte zu diesem Termin ja schon zugesagt. Telefonieren Sie die komplette Telefonliste mit den 100 Personen durch. Vielleicht kommen noch einmal sechs feste Anmeldungen dazu. Da diese Wahrscheinlichkeit eher gering ist, müssen Sie jetzt anfangen, sich mit Ihrer Fachkompetenz in der Öffentlichkeit sichtbar zu machen. Sie müssen Werbung machen. Um die Kosten möglichst gering zu halten, entschließen Sie sich für Fließtextanzeigen. Was das ist und wie diese Anzeigen funktionieren, brauche ich Ihnen nicht mehr zu erklären. Sie wissen ja, wo Sie diese Informationen finden.

Die Fließtextanzeige sieht folgendermaßen aus:

Yoga-Schnupperkurs, Do. 19 Uhr, ☏ HH 33 33 33.

Diese Anzeige kostet in der Samstagsausgabe Ihrer Tageszeitung bei einer Auflage von 45.000 Stück ca. 10 Euro + 19 % MwSt. Das erste Wort ist fett, der Rest möglichst knapp.

Schalten Sie die Anzeige etwa drei Wochen vor dem Beginn des Yoga-Schnupperkurses und zwar immer am Freitag und am Samstag. Das sind die beiden Tage mit der höchsten Auflage. Die Leserin hat am Wochenende mehr Zeit als unter der Woche und die Auflage ist auch höher. Schalten Sie die Anzeige unter der Rubrik „Gesundheitsdienst." Das gibt nach meiner Erfahrung mehr Rücklauf als beispielsweise in der Rubrik „Unterricht."

Schalten Sie die Anzeige auch im örtlichen Werbeblatt. Diese Zeitung ist für gerahmte Anzeigen ein Anzeigengrab, die Kleinanzeigen aber erfreuen sich bei den Leserinnen großer Beliebtheit. Die Werbeblätter haben eine höhere Auflage und werden in alle Haushalte verteilt.

Für diese Aktion entstehen Ihnen für drei Wochen Anzeigenschaltung folgende Kosten:

3 Anzeigen pro Woche x 10 Euro x 3 Wochen = 90 Euro + 19 % MwSt.

Die vorläufige (Planung) Kalkulation für den Yoga-Schnupperkurs sieht jetzt so aus:

Polynesisches Segeln III

Einnahmen:	15 TN x 60 Euro	=	900,00 Euro
Raummiete:	6 Termine á 30 Euro	=	180,00 Euro
Werbung:	9 Anzeigen á 11,90 Euro	=	107,10 Euro
Voraussichtlicher Gewinn:			**612,90 Euro.**

Hinzu kommt jetzt noch der Gewinn aus dem Fortsetzungskurs (700 Euro), so dass Sie auf einen Gesamtgewinn von **1.312,90 Euro** kommen. Wenn Sie pro Jahr drei Durchgänge dieser Art machen, erreichen Sie einen Jahresgewinn von 3.938,88 Euro. Das entspricht einem Monatseinkommen von 328,24 Euro. Vergleichen Sie diese Summe jetzt mit den Einnahmen, die Sie in den vergangenen Monaten bei der VHS oder im Fitnessstudio verdient haben.

Es ist halt ein üppiges Taschengeld, mehr nicht. Wenn Sie mit diesem Betrag zufrieden sind, ist das vollkommen okay. Sie liegen damit unter dem Satz, an dem Sie sozialversicherungspflichtig werden und brauchen auch keine 19 % Mehrwertsteuer an Ihr Finanzamt abführen.

Sind Sie bereit für eine neue Segeltour? Im nächsten Kapitel zeige ich Ihnen, wie es weitergeht, und was dann auf Sie zukommt.

Polynesisches Segeln IV

Herzlich willkommen zum Polynesischen Segeln Teil IV. Schön, dass Sie immer noch dabei sind und wissen wollen, wie es nach dem Fortsetzungskurs und dem Yoga-Schnupperkurs weitergeht.

Von den 10 Teilnehmern des Fortsetzungskurses sind jetzt noch 8 Personen dabei. Eine Frau kam in letzter Zeit immer unregelmäßiger. Auf Rückfragen gab sie an, keine Zeit mehr zu haben. Ein Mann wurde beruflich in eine andere Stadt versetzt.

Sie haben für diese Gruppe also sieben freie Plätze. Diese Plätze bieten Sie den Teilnehmerinnen aus dem Yoga-Schnupperkurs an.

Der Fortsetzungskurs liegt am selben Wochentag, zur selben Uhrzeit. Sie haben den Preis nicht erhöht. Er kostet 100 Euro für 10 Abende. Auch die Raummiete ist mit 30 Euro pro Abend gleich geblieben. Voraussichtlich werden Sie am Ende des Kurses folgenden Gewinn erzielen: 15 x 100 Euro = 1.500 Euro Einnahmen, minus 10 x 30 Euro = 300 Euro Raummiete. Das ergibt einen Reingewinn von 1.200 Euro.

Jetzt wiederholen Sie die Strategie mit dem Yoga-Schnupperkurs am Donnerstag 19.00 Uhr bis 20.30 Uhr und außerdem am Mittwoch von 17.00 Uhr bis 18.30 Uhr. Im Anschluss daran ist dann im selben Raum der Fortsetzungskurs.

Telefonieren Sie die komplette Telefonliste mit den 100 Personen durch. Da die Wahrscheinlichkeit hieraus Teilnehmerinnen zu akquirieren gering ist, entschließen Sie sich für eine PR-Anzeige. Was das ist und wie diese Anzeigen funktionieren, brauche ich Ihnen nicht mehr zu erklären. Sie wissen ja, wo Sie diese Informationen finden.

Polynesisches Segeln IV

Die PR-Anzeige könnte folgendermaßen aussehen:

Neue Yogakurse   *Anzeige*

Neue Yoga-Anfängerkurse mit dem Schwerpunkt „Rückenprobleme und Entspannung" bietet der Köchinger Yogalehrer Bernd Bachmeier ab Mitte Januar 2012 wieder in Vechelde und Braunschweig an. „Es werden sehr einfache und wirkungsvolle Bewegungsabläufe geübt", so Bachmeier. „Dadurch kann die Muskulatur optimal entspannen. Die Körperhaltung wird verbessert und der Stress reduziert." Die Yogakurse werden von allen gesetzlichen Krankenkassen bezuschusst.

Weitere Informationen bekommen Sie unter **05302 4900** oder im Internet unter **www.yoga-ayurveda.com**

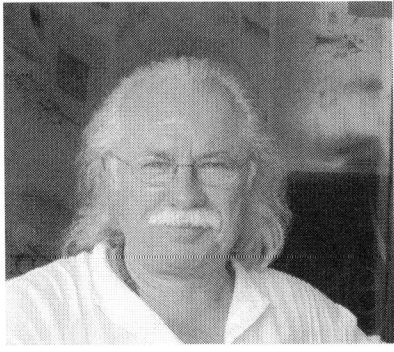

Zur Person:

Bernd Bachmeier ist Yogalehrer BDY/EYU und Autor des Buches "Fasten & Yoga" (Aurum Verlag). Neben den Yogakursen liegt der Schwerpunkt seiner Arbeit in der qualifizierten Ausbildung von Yogalehrern/innen.

Diese Anzeige kostete mich in der Samstagsausgabe unserer Tageszeitung bei einer Auflage von 45.000 Stück 350 Euro + 19 % MwSt. Das entsprach bei Einnahmen von 3.520 Euro einem Werbeetat von 10 %. Mehr als 10 % der geschätzten Einnahmen wollte ich für diese Aktion nicht ausgeben. Sie sollten sich das als eine der Spielregeln merken: Ihr Werbeetat liegt zwischen 5 % im unteren Bereich und 10 % im oberen Bereich. Natürlich können

Polynesisches Segeln IV

Sie viel mehr in Werbung investieren, aber dann laufen Sie Gefahr, in die Verlustzone zu kommen. Lassen Sie es langsam wachsen. Es ist in jedem Fall gesünder.

Die PR-Anzeige stand übrigens im redaktionellen Teil. Sie sieht so aus, als wäre sie von einem Reporter geschrieben. Ist sie aber nicht. Lediglich der kleine Vermerk über dem Bild oben rechts weist darauf hin, dass es sich um eine Anzeige handelt. Der Rücklauf auf diese Anzeige war hoch. Ich habe mit ihr zwei Yoga-Anfängerinnenkurse mit jeweils 16 Teilnehmern vollbekommen. Bei einer Kursgebühr von 160 Euro für 10 Abende und 32 Personen macht das 3.520 Euro. Der Text stammt übrigens von mir. Ich habe ihn selbst verfasst. Überlassen Sie es nicht einem Zeitungsreporter, solche Werbetexte zu schreiben.

Als ich im Herbst 1983 für die Kreisvolkshochschule einer norddeutschen Kleinstadt ein Fastenseminar gab, schrieb eine Reporterin der örtlichen Tageszeitung: „Die 16 Hungerleidenden trafen sich jeden Abend für 2 Zeitstunden zum Erfahrungsaustausch, Yoga und Entspannung".

Die Reporterin hatte von dem tieferen Sinn des Fastens überhaupt keine Ahnung. Für mich war es eine Negativwerbung.
Aber kommen wir nun zurück auf die vorläufige (Planung) Kalkulation für Ihre Yoga-Kurse. Die sieht jetzt so aus:

Einnahmen:	2 x 15 TN x 60 Euro	=	1.800,00 Euro
Einnahmen:	15 TN x 100 Euro	=	1.500,00 Euro
Raummiete:	2 x 6 Termine á 30 Euro	=	360,00 Euro
Raummiete:	10 Termine á 30 Euro	=	300,00 Euro
Werbung:	1 PR-Anzeigen	=	416,50 Euro
Voraussichtlicher Gewinn:			**2.223,50 Euro**

Polynesisches Segeln IV

Gegenüber dem letzten Durchgang haben Sie Ihren Gewinn fast verdoppelt. Wenn Sie diese drei Kurse mit drei Durchgängen pro Jahr beibehalten, liegen Sie konstant bei 45 Schülern und einem Jahresgewinn von 6.673,50 Euro. Mit 556,13 pro Monat müssen Sie auf diesen Betrag Beiträge zur Sozialversicherung (Krankenversicherung, Rentenversicherung und Pflegeversicherung) zahlen.

Wenn Sie Ihren Yoga-Unterricht neben Ihrem Hauptberuf durchführen, empfehle ich Ihnen, mehr Kosten zu verursachen und unter einem Gewinn von 450 Euro pro Monat bei der Rentenversicherung und 385 Euro bei der Krankenversicherung zu bleiben.

Wenn Ihnen das nicht reicht, lade ich Sie zu einer neuen Segeltour ein.

Polynesisches Segeln V

Herzlich willkommen zum Polynesischen Segeln Teil V. Schön, dass Sie immer noch dabei sind und wissen wollen, wie es nach dem Fortsetzungskurs und dem Yoga-Schnupperkurs weitergeht. Aus den beiden Yoga-Schnupperkursen sind jetzt drei Anfängerinnenkurse mit einer Laufzeit von 10 statt 6 Abenden geworden. Außerdem leiten Sie drei Fortsetzungskurse, ebenfalls über 10 Abende. Der Unterricht findet jetzt in zwei angemieteten Räumen statt. Die Kursgebühr haben Sie in allen Kursen von 100 auf 120 Euro erhöht. Zurzeit befinden sich 70 Personen in Ihren Kursen.

Voraussichtlich werden Sie am Ende der Kurse folgenden Gewinn erzielen: 70 x 120 Euro = 8.400 Euro Einnahmen, minus 60 x 30 Euro = 1.800 Euro Raummiete. Werbung = 2 PR-Anzeigen á 416,50 Euro = 833 Euro. Der Reingewinn beträgt: 5.767 Euro. Wenn Sie diese Strategie beibehalten und diesen Durchgang weitere zweimal pro Kalenderjahr wiederholen, kommen Sie auf 25.200 Euro Jahresumsatz. Das entspricht – nach Abzug Ihrer Kosten – einem Monatseinkommen von 1.444,75 Euro. Auf diesen Betrag zahlen Sie den vollen Beitrag für die Krankenversicherung, Rentenversicherung und Pflegeversicherung. Außerdem müssen Sie vom Jahresumsatz 19 % Mehrwertsteuer an Ihr Finanzamt abführen.

Wenn Ihnen das reicht, bleiben Sie auf Ihrer Insel, fühlen sich wohl und genießen Sie das Leben.

Wenn Ihnen das nicht reicht, dann lade ich Sie zu einer neuen Segeltour ein.

Polynesisches Segeln VI

Im letzten Kapitel haben Sie die Umsatzsteuergrenze von 17.500 Euro um 7.700 Euro überschritten. Wenn Sie mit Ihrem Umsatz in diesem Kalenderjahr wieder unter 17.500 Euro rutschen, brauchen Sie für das letzte Kalenderjahr keine 19 % Mehrwertsteuer an Ihr Finanzamt abführen. Allerdings wird es immer schwieriger werden, dauerhaft unter 17.500 Euro Umsatz zu bleiben. Irgendwie macht es auch keinen Spaß mehr. Es ist immer dieselbe Insel. Es wird langweilig. Keine neue Herausforderung. Ihr Wachstum stagniert. Also beschließen Sie, jetzt durchzustarten. Sie wollen alle Kurse an einem Platz durchführen, nämlich in Ihrer eigenen Yogaschule. Der Raum hat den Weg zu Ihnen gefunden und Sie sind ganz begeistert. Ihre Schülerinnen sind es auch. Aus dieser Euphorie heraus vergessen Sie drei ganz wesentliche Dinge zu tun:

1. Die Preise zu erhöhen
2. Unterrichtsverträge auszustellen
3. Den Monatsbeitrag per Bankeinzug einzuziehen.

Merken Sie sich bitte: Wenn Sie ein Risiko eingehen, müssen Sie sich Menschen suchen, die für dieses Risiko zahlen. Sie können nicht beides tun!

Preiserhöhung

Ein ausgesprochen guter Grund, die Preise zu erhöhen, sind neue Räume. Am besten, Sie nehmen Ihre Yogagruppen mit in die neuen Räume, bevor Sie den Vertrag mit Ihrer Vermieterin abschließen.

Polynesisches Segeln VI

„Na, wie gefallen euch meine neuen Räume?" Die Teilnehmerinnen sind begeistert. „Oh, das ist ja schön", werden sie sagen, „solche großen Fenster und diese herrliche Lage. Sogar eine richtige Toilette haben wir. Und es riecht nicht nach Bohnerwachs. Unsere eigenen Matten brauchen wir auch nicht mehr mitbringen?" Sie können dann antworten: „Nein, ich statte die Schule mit Matten, Decken und Kissen aus. Es wird alles für euch da sein. Ihr werdet aber sicher verstehen, dass ich diese neuen Räume nur mieten kann, wenn ich die Preise erhöhe. Ich denke, 10 Euro mehr pro Monat werden ausreichen. Die kann doch jede von euch verkraften. Wenn nicht, sprecht mich bitte nach der Stunde an, wir finden dann einen Weg". Niemand wird zu Ihnen kommen und um Ermäßigung fragen.

Wie Sie im Polynesischen Segeln V gesehen haben, unterrichten Sie bereits 70 Schülerinnen. Bei 10 Euro Preiserhöhung sind das 700 Euro mehr auf Ihrem Konto. Dafür können Sie in einer Kleinstadt schon schöne Räume bekommen.

Sie haben jetzt die Preise von 40 auf 50 Euro erhöht. Das entspricht einer Preiserhöhung von 25 %! Wenn Sie sagen: „Hey Leute, ich habe eine gute und eine schlechte Nachricht für euch. Die gute: ich habe mich verliebt, die schlechte: ich muss die Preise um 25 % erhöhen" werden Sie auf Widerstand stoßen. Verpacken Sie diese Preiserhöhung positiv. Die Menschen sind bereit, höhere Preise zu zahlen, wenn Sie wissen, was sie dafür bekommen. Ihren aufwendigen Lebensstil wird niemand Ihrer Schülerinnen finanzieren wollen. Bei neuen Räumen ist es etwas anderes. Es ist ganz einfach, probieren Sie es aus.

Polynesisches Segeln VI

Unterrichtsverträge

Ohne Unterrichtsverträge geht es jetzt nicht mehr. Sie brauchen Sicherheit. Diese Sicherheit bekommen Sie von den Teilnehmerinnen durch einen Vertrag. Ein wesentlicher Bestandteil des Vertrages sind die Kündigungsfristen. Nehmen Sie als Kündigungsfrist den 31. März oder den 30. September, aber nicht den 30. Juni. Dann kann Ihnen nämlich wiederfahren, was eine meiner Klientinnen von mir erlebt hat:

Im Unterrichtsvertrag war geregelt, dass die Bezahlung in den Schulferien weiterläuft. Die Raummiete, die Nebenkosten, Sozialversicherung und die Zahlungen an das Finanzamt taten das ja auch. Gehen Sie doch mal zu Ihrer Vermieterin und sagen ihr: „Also in den Sommermonaten verdiene ich nichts, weil meine Schülerinnen nicht da sind, da zahle ich keine Miete." Wie wird sie darauf reagieren? Das Finanzamt schickt Ihnen in so einem Fall sofort einen Vollstreckungsbescheid. Also, der Vertrag ist so aufgebaut, dass Sie im Sommer Geld von Ihren Schülerinnen bekommen.

Meine Klientin hatte im Vertrag eine Kündigung zum Quartalsende gewählt. Und was taten ihre Schülerinnen? Sie kündigten zum 30. Juni und kamen zum 1. Oktober wieder. Das waren 3 Monate Verdienstausfall mal 60 Schülerinnen zu 50 Euro pro Monat. In Zahlen ausgedrückt waren das: 3 Monate x 60 Schülerinnen x 50 Euro = 9.000 Euro. Und das in den Sommermonaten, wo sowieso ein Umsatzeinbruch zu verzeichnen war. Aus der Not heraus nahm die Yogalehrerin für die Monate Juli, August und September einen Ferienjob an. Wie hoch musste der Leidensdruck noch werden, damit sie eine für die Teilnehmerinnen ungewöhnliche Entscheidung traf? Unterrichtsverträge zu machen und das Geld am Monatsanfang per Bankeinzug einzuziehen, hat etwas mit Ihrer Einstellung und Ihrem Selbstwertgefühl zu tun. Sie müssen das machen, sonst werden Sie nach einiger Zeit in finanzielle Schwierigkeiten kommen. Geben Sie niemals Ihren Teilnehmerinnen die Schuld, wenn Ihr Schuldenberg ansteigt. Sie allein sind dafür verantwortlich, sonst niemand!

Übrigens, einen Unterrichtsvertrag finden Sie in meinem ersten Buch.

Bankeinzüge

Als ich im Sommer 1986 anfing, in meiner Wohnung Yoga zu unterrichten, gaben mir die Teilnehmerinnen immer am 1. des Monats das Geld für den Folgemonat bar in die Hand. Das klappte nie! Wenn der 1. auf einen Dienstag fiel, bekam ich das Geld von der Montagsgruppe erst am 6. des Monats. War die Teilnehmerin am 6. auf einer Silberhochzeit, dann am 13. Am 13. entschuldigte sie sich wegen einer Grippe und am 20. hatte ihr Kind Keuchhusten. Am 27. kam sie zum Unterricht und sagte: „Du, ich war in diesem Monat nur ein einziges Mal da. Du bist doch sicherlich damit einverstanden, dass ich dir das Geld nur für einen Unterrichtstermin gebe?" Ich war natürlich nicht damit einverstanden. Aber da ich ein sozial eingestellter Mensch bin und nicht den Mut hatte, ihr ein „Nein" entgegen zu bringen, willigte ich ein. Ich verlor dabei ein Stück meiner Lebensenergie.

Bareinnahmen sind eine schöne Sache, aber Sie machen sich mit Bareinnahmen von Ihren Schülerinnen abhängig und sind im Extremfall erpressbar. Ich hatte überhaupt keine andere Wahl als einzuwilligen.

Wahrscheinlich werden sich Ihre Schülerinnen gegen das Bankeinzugsverfahren wehren. Bieten Sie in diesem Fall eine Jahres-

Polynesisches Segeln VI

zahlung oder eine Halbjahreszahlung der Monatsgebühren an. Halten Sie das schriftlich im Unterrichtsvertrag fest. Übrigens: die Finanzämter lieben solche Bareinnahmen. Im Falle einer Betriebsprüfung wird man Ihnen von vornherein unterstellen, mehr Bareinnahmen gemacht zu haben, als in Ihren Büchern angegeben sind. Wir haben das selbst erlebt und uns mit allen Mitteln dagegen gewehrt. Wenn Sie auf Bankeinzug umstellen, machen Sie Ihre Einnahmen transparent. Jede Finanzbeamtin kann das nachvollziehen.

Der schönste Moment im Monat: Das Geld für Ihre Arbeit ist innerhalb einer Sekunde auf Ihrem Konto und Sie können darüber verfügen. Nur sehr selten kommt ein Bankeinzug zurück, weil ein Konto nicht gedeckt ist. Zumal ist Verwaltungsaufwand bei Barzahlungen sehr hoch. Sie werden ständig damit beschäftigt sein, Ihrem Geld hinterherzulaufen. Ihr Schlaf ist gestört und Sie verwenden viel Energie darauf, sich mit säumigen Schülerinnen zu beschäftigen. Bei den monatlichen Bankeinzügen drücken Sie am ersten des Monats die Return-Taste Ihres Computers; das war´s! Ich wünsche Ihnen viel Freude dabei.

Polynesisches Segeln VII

Damit Sie eine Vorstellung haben, wie viel Gewinn Sie zu diesem Zeitpunkt generieren können, empfehle ich Ihnen, mein erstes Buch „Selbstständig als Yogalehrer/in" durchzuarbeiten. Ich habe in diesem Buch das komplette Unternehmenskonzept für eine eigene Yogaschule mit eigenen Räumen aufgezeigt. Ebenso einen Businessplan, den Sie brauchen, wenn Sie Geld von einer Bank haben wollen, oder über die Agentur für Arbeit mit einem Gründungszuschuss in die Selbstständigkeit gehen.

Wenn Sie in den letzten Durchgängen mindestens 60 Schülerinnen hatten, die sich immer wieder zu Ihren Yoga-Kursen angemeldet haben, dann ist es an der Zeit, dass Sie sich eigene Räume suchen, in denen alle Ihre Kurse stattfinden. Von 60 Teilnehmerinnen auf 80 zu kommen, ist nicht mehr so schwer. Der Schritt von 80 Schülerinnen auf 100 ist mühelos. Wenn die Spirale anfängt sich zu drehen, wird es leichter. Mehr als 120 Menschen werden Sie in der Woche nicht unterrichten können, sonst sind Sie bald ausgebrannt.

Im Anhang dieses Buches habe ich Ihnen drei Aufgaben gestellt. Bitte lösen jetzt Sie diese Aufgaben. Sie lauten:

• Unternehmenskonzept „Yogaschule ohne eigene Räume"

• Unternehmenskonzept „Yoga für Betriebe & Behörden" und

• Unternehmenskonzept „Yoga-Einzelunterricht."

Machen Sie sich bitte die Mühe und rechnen Sie diese drei Unternehmenskonzepte durch. Eine Aufstellung der Kosten mit den

Polynesisches Segeln VII

dazugehörigen Beträgen finden Sie im Unternehmenskonzept „Yogaschule mit eigenen Räumlichkeiten" in meinem ersten Buch.

Diese drei Aufgaben gehören zu dem Plan, den Sie sich machen müssen. Nur wenn Sie genau planen, werden Sie erfolgreich sein. Planlose Menschen sind ein Gräuel für die Menschheit. Sie laufen der Zeit immer hinterher und landen eine Pleite nach der nächsten. Verantwortlich machen sie dafür immer die äußeren Umstände, die politischen Rahmenbedingungen, oder ihren Partner. Selten kommen sie zu der Einsicht, dass sie selbst für ihr Leid verantwortlich sind.

Das Pareto-Prinzip

Vilfredo Federico Pareto (1848 bis 1923) war ein italienischer Ingenieur, Ökonom und Soziologe. Nach ihm wurde das Pareto-Prinzip benannt. Dieses Prinzip besagt, dass 80 % der Ergebnisse in 20 % der Gesamtzeit eines Projekts erreicht werden. Pareto hatte herausgefunden, dass 20 % der Bevölkerung 80 % des Reichtums besitzen und dass bei bestimmten Gemüsepflanzen 20 % der Pflanzen für 80 % der Erträge verantwortlich sind. Aus diesen und anderen Erkenntnissen hat er die 80/20 Regel aufgestellt. Es bedeutet, dass 20 % des Aufwandes für 80 % der Ergebnisse verantwortlich ist. Die meisten Aufgaben sind also mit einem Minimaleinsatz von ca. 20 % zu erledigen, so dass 80 % der Aufgabenstellung gelöst werden. Die restlichen 20 % können Sie zunächst vernachlässigen. Der Aufwand, dies zu erreichen, ist einfach zu hoch. Für Ihre Tätigkeit als Yogalehrerin bedeutet das:

- 80 % Ihres Umsatzes machen Sie mit 20 % Ihrer Schülerinnen.
- 20 % Ihrer Arbeit bringen Ihnen 80 % der Ergebnisse ein.
- 80 % Ihrer Arbeit erledigen Sie in 20 % der Arbeitszeit.

Das Pareto-Prinzip ist nicht in Stein gemeißelt. Es soll nur verdeutlichen, dass gewisse Arbeiten mehr zum Gesamtergebnis beitragen als andere.

Preiserhöhung

Preiserhöhung

Keine Ihrer Schülerinnen wird zu Ihnen kommen und sagen: „Du bist viel zu billig. Wir sind der Meinung, dass du deine Preise erhöhen solltest." Sie müssen eine Preiserhöhung schon selbst vornehmen. Das wird eine große Überwindung für Sie sein. Preiserhöhungen sind extrem unangenehm, ich spreche da aus Erfahrung. Trotzdem ist es von Zeit zu Zeit notwendig, eine Preiserhöhung vorzunehmen.

Sie dürfen Ihre Teilnehmerinnen nicht missbrauchen. Wenn Sie einen aufwendigen Lebensstil führen und sich gerade einen großen Mittelklassewagen gekauft haben, werden Sie die Kosten hierfür nicht auf Ihre Schülerinnen umlegen können. Niemand wird das verstehen. Ihre Teilnehmerinnen sind nicht dafür da, Ihr Luxusleben zu finanzieren.

Es gibt aber verschiedene Anlässe, zu denen Sie Ihre Preise ohne großen Widerstand Ihrer Schülerinnen erhöhen können. Einen habe ich schon im Kapitel „Polynesisches Segeln Teil VI" beschrieben; es ist der Umzug in die eigenen Räumlichkeiten. Jede Teilnehmerin wird verstehen, dass Sie die Mehrkosten für Ihre neuen Räumlichkeiten nicht alleine tragen können. Sie müssen diese Kosten auf die Teilnehmerinnen umlegen. Tun Sie das nicht, beginnt sich die Spirale ab diesem Zeitpunkt nach unten zu drehen. Es ist nur eine Frage der Zeit, bis sich ein hoher Schuldenberg angehäuft hat. Wenn Sie also das Risiko mit eigenen Räumen eingehen, müssen Sie dieses Risiko an Ihre Schülerinnen weitergeben.

Trainieren Sie die Wortwahl einer Preiserhöhung zu Hause vor dem Spiegel. Treten Sie ohne schlechtes Gewissen vor Ihre Gruppen und vermeiden Sie es um jeden Preis, sich zu rechtfertigen. Lassen Sie sich auf gar keinen Fall auf irgendwelche Diskussionen in der Gruppe ein. Stehen Sie zu sich und bleiben Sie ganz konsequent, dann wird eine Erhöhung der Preise leicht sein. Es ist ganz einfach; nur, Sie müssen es tun und fortan in Kauf nehmen, dass Sie von einigen Ihrer Schülerinnen nicht mehr geliebt werden. Das ist das einzige Risiko, das Sie eingehen. Menschen, die wegen einer vertretbaren Preiserhöhung den Unterricht bei Ihnen kündigen, wollten sowieso gehen. Das ist für sie ein guter Grund. Lassen Sie sie los!

Es gibt drei andere Möglichkeiten, die Preise anzuheben:

1. Sie haben Ihre Prüfung zur Yogalehrerin bestanden
2. Sie werden umsatzsteuerpflichtig
3. Sie werden sozialversicherungspflichtig.

Sie haben Ihre Prüfung bestanden

Immer dann, wenn Sie Ihre Fachkompetenz erhöhen und das nach außen dokumentieren können, ist es eine gute Möglichkeit, Ihre Preise anzuheben. Fachkompetenz kostet Geld. Sie spiegelt sich in der Kursgebühr wieder. Wenn Sie eine vierjährige Ausbildung gemacht haben, gefolgt von einer zweijährigen Weiterbildung in Yoga-Einzelunterricht und einer zweijährigen Fortbildung in klienten-zentrierter Gesprächsführung nach Rogers, ist es nicht sinnvoll, weiterhin 30 Euro Monatsgebühr für den Yoga-Unterricht zu nehmen. Damit machen Sie sich unglaubwürdig. Wenn Sie keine andere Einnahmequelle haben, werden Sie mit diesen 30 Euro immer unterhalb der Armutsgrenze leben. Außerdem machen Sie das Preisgefüge für den Yoga-Unterricht in Ihrer Stadt kaputt. Das schadet der Yogaszene und den Yogalehrerinnen in Ihrer ganzen Umgebung.

Preiserhöhung

Legen Sie die Ankündigungen einer Preiserhöhung immer an den Schluss Ihrer Yogastunde. Die Ansprache könnte sich wie folgt anhören: „Am nächsten Mittwoch möchte ich euch zu einem Glas Yogi-Tee und Prana-Bindhu-Balls einladen, ich habe meine Prüfung zur Yogalehrerin bestanden. Ihr werdet es sicherlich verstehen, dass ich aus diesem Anlass die Kursgebühr ab nächsten Monat von 50 auf 60 Euro erhöhe, zumal die letzte Preiserhöhung schon 5 Jahre zurückliegt. Wenn Ihr diese Erhöhung nicht tragen könnt, dann sprecht mich bitte nach der Yogastunde an."

Niemand wird Sie ansprechen. Das ist in Ordnung so. Falls doch einmal jemand kommt, verschieben Sie für diese Person die Erhöhung um 3 Monate, oder nehmen Sie nur die Hälfte der Erhöhung, also 5 Euro. Und wenn die Schülerin die Preiserhöhung trotzdem nicht zahlen kann? Dann lassen Sie ihr den Unterricht zum alten Preis, aber bitten Sie sie, über diese Vereinbarung nicht zu sprechen. Es gibt in unserer heutigen Zeit viele bedürftige Menschen. Was eine bekommen hat, will die andere auch haben. Jede findet einen Grund, warum sie zum alten Preis zu Ihnen in den Unterricht kommen will, da können Sie ganz sicher sein.

Sie werden umsatzsteuerpflichtig

Sie wissen aus meinem ersten Buch, dass die Grenze für die Umsatzsteuerpflicht bei 17.500 Euro liegt. Bleiben Sie mit Ihrem Umsatz unterhalb dieser Grenze, können Sie von der Kleinunternehmerregelung Gebrauch machen. Übersteigt Ihr Umsatz 17.500 Euro, müssen Sie von diesem Betrag 19 % an Ihr zuständiges Finanzamt abführen. Wie Sie im Kapitel „Polynesisches Segeln V" gesehen haben, geht es sehr schnell, diese Grenze zu überschreiten.

Preiserhöhung

Eine Yogalehrerin bat mich um Hilfe. Sie hatte 2005 einen Umsatz von 18.000 Euro. Damit war sie ganz eindeutig umsatzsteuerpflichtig. Im Kalenderjahr 2006 lag sie schon bei 24.000 Euro. Als der Einkommenssteuerbescheid vom Finanzamt eintraf, folgte das böse Erwachen. Da sie wenig Ausgaben hatte, von denen sie die Vorsteuer abziehen konnte, musste sie innerhalb eines Monats über 5.500 Euro an Umsatzsteuer nachzahlen. Sie hatte ihren Umsatz nicht im Blick behalten. Hinzu kamen dann die vierteljährlichen Umsatzsteuer-Vorauszahlungen. Ich riet ihr, bei ihrem Finanzamt einen Stundungsantrag zu stellen. Dieser wurde mit der Begründung abgelehnt, dass sie die 5.500 Euro bereits vereinnahmt hätte. Sie lieh sich dann Geld von Freundinnen und Verwandten, um die Steuerschuld zu begleichen.

Sobald Sie die Vermutung haben, dass Ihr Umsatz die 17.500 Euro-Grenze übersteigt, müssen Sie Ihre Kursgebühren erhöhen, sonst bleiben Ihnen von den 30 Euro Monatsgebühr nur noch 25,21 Euro. Bei einer Preiserhöhung von 19 % würden Sie bei 35,70 Euro liegen. Da das psychologisch kein guter Preis ist und Sie bei dieser Aktion noch keinen Euro für sich übrig haben, empfehle ich Ihnen, den Preis auf 40 Euro pro Monat zu erhöhen. Sie müssen Ihren Teilnehmerinnen klar machen, dass Sie ohne eine Preiserhöhung Ihren Unterrichtsbetrieb nicht weiterführen können.

Klage auf Umsatzsteuerbefreiung für Yogalehrer/innen

Nachdem das Finanzamt Braunschweig meinen Antrag auf Umsatzsteuerbefreiung nach § 4 Nr. 14 UStG abgelehnt hat, habe ich beim Niedersächsischen Finanzgericht Klage eingereicht. Diese Klage beinhaltet die rückwirkende Erstattung der Umsatzsteuer

Preiserhöhung

von Januar 2007 bis zum heutigen Tag sowie die zukünftige Befreiung von der Umsatzsteuer für meine Yogalehrtätigkeit, die ich nach § 20 SGG in Zusammenarbeit mit den Krankenkassen erbringe. Da das Finanzamt Braunschweig die Klage zurückgezogen hat, wird diese Angelegenheit jetzt in der 2. Instanz vor dem Bundesfinanzgericht verhandelt. Sollte die Klage dort abgelehnt werden, habe ich vor, bis vor das Europäische Finanzgericht zu gehen. Für den Fall, dass ich den Prozess gewinne, ist das Urteil für alle Yogalehrer/innen rechtsgültig. Weitere Informationen, auch wie Sie mich unterstützen können, finden Sie auf meiner Webseite unter www.bernd-bachmeier.de.

Sie werden sozialversicherungspflichtig

Das trifft für das Konzept „Polynesisches Segeln IV" zu. In dem Moment, wo Sie über 385 Euro Gewinn liegen, fallen Sie bei der Familienversicherung Ihrer Krankenversicherung raus. Sie brauchen jetzt eine eigene Krankenversicherung. Ab 450 Euro Gewinn werden Sie rentenversicherungspflichtig.

Für den Fall, dass ich den Prozess auf Befreiung von der Umsatzsteuer vor dem Bundesfinanzgericht oder dem Europäischen Gerichtshof gewinne, ist der Beruf Yogalehrerin fortan ein „Gesundheitsberuf", das heißt, er ist dann tatsächlich das, was viele unserer Kolleginnen Tag für Tag das ganze Jahr über machen. Sie tragen dazu bei, dass die körperliche, geistige und seelische Gesundheit ihrer Schülerinnen sich verbessert. Gesundheitsberufe sind von der Rentenversicherungspflicht befreit. Wenn ich den Prozess gewinne und Yogalehrerinnen steuerlich wie Gesundheitsberufe behandelt werden, müssen sie das auch in der Sozialversicherung. In einer nächsten Stufe werde ich dann das Gesetz zur Rentenversicherungspflicht kippen. Alles klar? Ich kümmere mich drum!

Preiserhöhung

Sicherlich gibt es noch viele andere Möglichkeiten, eine Preiserhöhung durchzuführen. Sie können ja einmal ausprobieren, was geht. Lassen Sie sich etwas einfallen. Wichtig für Ihre Schülerinnen ist eine gute Begründung.

Der Einsiedler im Himalaya

Ostern 2009. Wir waren mit unserer Reisegruppe in Kalimath angekommen. 16 Yogalehrerinnen, meine Frau und ich machten sich bereit, an einer großartigen Puja zu Ehren der Göttin Kali teilzunehmen. Von Guptakashi aus waren wir zwei Stunden durch den indischen Dschungel gelaufen, um das kleine Tal zu erreichen, in dem ganz versteckt dieser wunderschöne Durga-Tempel steht. Schon seit vielen Jahren waren wir diesen alten Pilgerweg gegangen. Immer wieder war ich erstaunt, wie sich der Weg durch die Himalaya Zedern und die bunten Rhododendrenbäume verändert hatte. Dieses Mal stand der ganze Himalaya in voller Blüte. In bunten Farben schmiegten sich die Rhododendren an die kargen Felsen. Der Priester, Ramesh Chandra Bhatt, der uns seit Jahren bekannt war und die Puja für uns durchführen sollte, stellte uns einen befreundeten Swami vor. Dieser Swami war ganz in weiß gekleidet. Er erzählte uns folgende Geschichte:

„Jeder Wunsch, den du an dieser Stelle der Göttin vorträgst, geht in Erfüllung", sagte er. „Überlege aber sehr genau, was du dir wünschst, denn es geht in Erfüllung. Genau an diesem Platz hatte Kali, eine Inkarnation der Göttin Durga, einen bösen Dämonen getötet. Dieser störte die Opferrituale der Priester. Die Götter konnten nicht mehr verehrt werden. Das war für alle Wesen ein ausgesprochen misslicher Zustand. Ausgestattet mit den Waffen der Götter hatte Kali angefangen zu kämpfen. Sie war in einen Blutrausch geraten. Immer, wenn sie dem Dämonen den Kopf abschlug, wuchsen aus den Blutstropfen, die zu Erde fielen, neue Dämonen. So streckte sie ihre Zunge heraus und fing damit das Blut auf. Genau auf der Türschwelle schlug sie dann dem letzten Dämonen den Kopf ab. Fortan wurde sie an diesem Platz von allen Wesen als die große Göttin verehrt."

Der Einsiedler im Himalaya

Als wir am Abend unser Zeltlager erreichten, war auch der Swami da. Er aß mit uns zu Abend. „Ich bin ein großer Yogi" sagte er mit krächzender Stimme. „Ich lebe in der Nähe von Tapovan oberhalb der Quelle des Ganges in einer Höhle und meditiere den ganzen Tag. Das, was heute in der Welt an Yoga unterrichtet wird, ist der blanke Hohn. Alle Yogalehrerinnen laufen nur dem Geld hinterher. Die wahre Spiritualität findet ihr nur in der Einsamkeit der Berge. Ich brauche diesen ganzen Komfort nicht. Ausgenommen davon sind natürlich die deutschen Yogalehrerinnen, die ich sehr schätze."

In der Reisegruppe breitete sich betretenes Schweigen aus. Etwa die Hälfte der Teilnehmerinnen verdiente mit Yoga-Unterricht ihren Lebensunterhalt. Und nun das.

„Ich bin außerdem ein ganz großer Sänger. Nach dem Abendessen werde ich euch eine Kostprobe meines Könnens geben."

Als das Essen zu Ende war, nahm ich meine Gitarre zur Hand. Swamiji gab mir zu verstehen, dass ich beginnen sollte zu singen. Ich begann mit einem Mantra zur Ehre der Göttin Durga. Jaya Ma. Danach das Ave Maria und dem Halleluja, zur Ehre Gottes.

Nun war Swamiji dran. Er holte Luft und begann zu krächzen. Auch ein zweiter und dritter Versuch misslang. „My Computer doesn´t work today." Dabei zeigt er mitleidig auf seinen Kehlkopf.

Jede Künstlerin, die einmal in so eine Situation gekommen war, kann verstehen, was in einem so großen Genie vorgeht. Ich versuchte die Situation zu retten, in dem ich sagte: „Das ist mir auch schon einmal passiert. Wenn du so hoch oben in den Bergen lebst, holst du dir leicht eine Erkältung und das schlägt leicht auf die

Der Einsiedler im Himalaya

Stimme. Komm´, Bruder, trink noch einen heißen Chai, schone deine Stimme und höre uns einfach zu."

Damit war sein Gesicht gewahrt. Swamiji war zufrieden.

Einige Zeit später klingelte sein Handy. Ich war erstaunt, als er aus seiner Tasche das allerneueste Smartphone einer bekannten amerikanischen Firma zog. Er telefonierte in seiner Landessprache mit seiner Bank. Es ging um eine größere Summe Geldes, die er auf ein anderes Konto überwiesen haben wollte.

Als ich ihn auf Hindi ansprach, ob er in seiner Selbstlosigkeit vielleicht mein uraltes Handy mit seinem neuen Gerät tauschen wollte, wurde ihm bewusst, dass ich ihn durchschaut hatte.

Immer, wenn wir mit einem Finger auf andere Menschen zeigen, weisen drei Finger in unsere Richtung.

Wir gehen alle unseren Weg.

Wege aus der (Schulden-) Krise

In diesem Kapitel werde ich Ihnen aufzeigen, was Sie tun können, um sich aus einer schwierigen, wirtschaftlichen Situation zu befreien. Ganz kurz vorweg: Auch, wenn Sie jetzt Ihre Schülerinnen, die Konkurrenz, die schlechte Konjunktur, die veränderten politischen Rahmenbedingungen, die Eurokrise oder die äußeren Umstände für Ihre Situation verantwortlich machen: Sie selbst haben sich in diese unerfreuliche Situation gebracht, sonst niemand. Und nur Sie selbst können sich daraus befreien.

Zunächst einmal müssen Sie voll und ganz die Verantwortung für die Situation übernehmen. Wahrscheinlich sind in der Vergangenheit drei Dinge vollkommen schief gelaufen:

1. Ihre Ausgaben waren zu hoch,
2. Sie haben zu wenig Einnahmen generiert, oder
3. Ihre Ausgaben waren zu hoch und die Einnahmen zu niedrig.

Umschulden

Für eine Überziehung Ihres Kontos innerhalb Ihres Dispositionskredites zahlen Sie 12,25 %. Für geduldete Überziehungen dieses Dispositionskredites nehmen die Banken teilweise bis zu 17 % Zinsen. Versuchen Sie, die Schulden auf Ihrem Geschäftskonto und auf Ihrem privaten Konto umzuschulden. Beantragen Sie bei Ihrer Bank ein Geschäftsdarlehen. Das bekommen Sie auf dem Kapitalmarkt schon zu einem günstigen Zinssatz (7,5 %, Stand: Januar 2013). Die Zinsbelastung ist jetzt nicht mehr so hoch und der Blick auf Ihre Konten angenehmer. Wenn Ihre Bank diese Umschuldung ablehnt, müssen Sie die Bank wechseln.

Damit Sie nach kurzer Zeit nicht wieder eine Menge Miese auf Ihren Konten ansammeln, reduzieren Sie die Dispositionskredite beider Konten auf null. Gleichzeitig geben Sie Ihre Kreditkarten zurück. Sie verhindern damit, dass Sie wieder in den Kreislauf des Schuldenmachens kommen. Es ist sehr einfach, einen Schuldenberg von 10.000,00 Euro zu erwirtschaften, aber es ist sehr schwer, von diesem Berg wieder runter zu kommen.

Reduzieren Sie Ihre Ausgaben

Nehmen Sie nun die Kontoauszüge Ihres Geschäftskontos und Ihres privaten Kontos zur Hand. Gehen Sie jetzt Punkt für Punkt Ihre Ausgaben durch. Durchforsten Sie auch Ihr Kassenbuch. Welche Kosten können Sie in Zukunft einsparen? Schauen Sie sich noch einmal jeden Zahlungsbeleg an. War es wirklich notwendig, diese Ausgabe zu tätigen? Dienten Sie dem wirtschaftlichen Erfolg? Wenn nicht, dann wiederholen Sie diese Zahlung nicht. Schreiben Sie diesen Posten in eine extra Kladde. Daneben den Betrag, den Sie zukünftig einsparen wollen. Schauen Sie sich diese Unterlagen von Zeit zu Zeit an. Dadurch werden Sie daran erinnert, welche Posten in Zukunft gestrichen werden.

Der größte Posten wird wahrscheinlich Ihre Raummiete sein. Überlegen Sie, ob Sie die Räume wirklich brauchen. Drei Yogakurse in der Woche mit jeweils 10 Personen auf Zehnerkarten rechtfertigen in keiner Weise den immensen Kosten- und Verwaltungsaufwand. Sie könnten die Räume aufgeben und sich beispielsweise irgendwo anders einmieten. Dadurch sparen Sie sehr viel Geld. Nicht nur an der Miete, sondern auch an den Nebenkosten, Reinigungskosten, Dekoration und Versicherung. Es ist keine Schande, die Räume loszulassen und einen Schritt zurückzugehen. Es wäre unverantwortlich, in diesem Spannungsfeld weiterzuleben. Sie schaffen sich dadurch jeden Monat erneutes

Leid. Geldsorgen rauben Ihnen den Schlaf und machen Sie krank. Wenn Sie keine eigenen Räume mehr haben, brauchen Sie auch keine Betriebshaftpflichtversicherung und Geschäftsversicherung. Eine Versicherung gegen Einbruch und Diebstahl halte ich für vollkommen überflüssig. Was soll in Ihren Räumen gestohlen werden? Die rutschfeste Yogamatte für 15 Euro?

Eine Glasversicherung für die eigenen Räume halte ich ebenfalls für überflüssig. Meistens hat Ihr Vermieter schon so eine Versicherung für das gesamte Gebäude abgeschlossen und es auf die monatlichen Nebenkosten umgelegt. Sie zahlen also doppelt.

Müssen Sie wirklich auf das nächste Yoga-Weiterbildungsseminar fahren? Sie könnten die Seminargebühr, die Fahrtkosten und die Kosten für Unterkunft & Verpflegung einsparen! Wenn wieder genug Geld da ist, können Sie auch wieder an Weiterbildungen teilnehmen.

Ist es notwendig, weiterhin 80 Euro für Psychotherapie oder Yoga-Einzelunterricht auszugeben? Setzen Sie damit eine Zeitlang aus.

Sie brauchen in Ihrem Yoga-Unterricht keine Musik abspielen. Melden Sie sich komplett von der GEMA ab. Sie sparen dadurch 3,12 % von Ihrem Umsatz.

Stoppen Sie den Einkauf von Büchern und CDs. Ihr Schrank ist voll davon. Die wichtigsten Bücher befinden sich ohnehin in Ihrem Besitz.

Verschicken Sie Anmeldebestätigungen und Bescheinigungen grundsätzlich per E-Mail. Das spart Porto.

Wege aus der (Schulden-) Krise

Wechseln Sie den Telefonanbieter. Es gibt gute und günstige Anbieter.

Kündigen Sie alle Fachzeitschriften und Abos. Sie helfen Ihnen im Moment nicht weiter.

Melden Sie eine Zeitlang Ihr Auto ab. Gehen Sie zu Fuß, fahren Sie mit dem Fahrrad oder mit der Bahn. Das spart Kosten. Wenn Sie Ihr Auto abmelden, sparen Sie nicht nur Benzin, sondern auch die Kraftfahrzeugversicherung und die Kraftfahrzeugsteuer. Denken Sie bitte auch daran, Ihre Mitgliedschaft im Automobilclub zu kündigen.

Vergleichen Sie die Kosten Ihrer Energielieferanten. Wechseln Sie ggf. Ihren Stromanbieter und Ihren Gaslieferanten. Auf diese Weise können Sie einige Hundert Euro im Jahr sparen.

Überprüfen Sie Ihre privaten Versicherungen. Ist es wirklich notwendig, dass Sie eine Rechtsschutzversicherung haben? Gegen wen wollen Sie in dieser finanziell ausweglosen Situation klagen?

Wenn Sie kein Geld haben, um ins Ausland zu reisen: Brauchen Sie wirklich eine Auslandskrankenversicherung?

Wenn Sie eine Lebensversicherung haben, stellen Sie einen Antrag bei Ihrem Versicherer, dass die Ansparleistung für ein Jahr ausgesetzt wird. Das versicherte Risiko (Ihr Leben) bleibt dadurch erhalten, die Ansparraten für das ausgesetzte Jahr werden auf die Restlaufzeit Ihres Vertrages umgelegt.

Müssen Sie wirklich drei Patenkinder in der Dritten Welt haben? Wenn Sie es richtig überlegen: Nicht Sie haben diese Patenkinder, sondern Ihre Bank hat sie. Ein Jahr Pause verschafft Ihnen

Luft. Ihre Patenkinder werden nicht aufgegeben. Die Organisation sucht neue Pateneltern.

Sprechen Sie mit Ihrer Krankenkasse und stellen Sie einen Antrag auf Ermäßigung des Krankenversicherungsbeitrages. Sie können sich auf die Bemessungsgrundlage des Gründungszuschusses einstufen lassen. Das ist (für besonders bedürftige Personen) möglich und spart Geld. Allerdings müssen Sie Ihre finanzielle Situation bis in alle Einzelheiten offenlegen. Dabei werden die Einkommen aller Familienangehörigen berücksichtigt. Wenn Ihre Kasse sich darauf nicht einlässt, wechseln Sie den Anbieter. Überlegen Sie auch, ob Sie aus der gesetzlichen Krankenversicherung austreten und bei einem privaten Anbieter nur das versichern, was Sie wirklich brauchen. Finanziell lohnt sich das allerdings nur, wenn Sie relativ jung sind und keine Kinder mitversichern müssen. Sobald Sie eine Familienversicherung brauchen, sind Sie als freiwilliges Pflichtmitglied in einer gesetzlichen Krankenkasse günstiger aufgehoben.

Sprechen Sie mit Ihren Gläubigern und vereinbaren Sie Ratenzahlungen. Halten Sie die vereinbarten Raten unbedingt ein.

Erhöhen Sie Ihre Einnahmen

In dieser Situation an neue Schülerinnen zu kommen, ist schwer. Wahrscheinlich müssen Sie viele Kompromisse eingehen, zu denen Sie in wirtschaftlich guten Zeiten niemals bereit gewesen wären. Sehr leicht kann dieser finanzielle Druck Sie in eine Abhängigkeit zu Ihren Schülerinnen bringen. Wahrscheinlich werden Sie um jede Schülerin kämpfen. Die Teilnehmerinnen merken sehr schnell, dass es Ihnen nicht gut geht. Man sieht es Ihnen an. Sie werden damit beschäftigt sein, aus diesem finanziellen Desaster rauszukommen. Dadurch wird wenig Raum für Ihre

Schülerinnen übrig bleiben. Hüten Sie sich davor, über Ihre finanzielle Situation mit Ihren Schülerinnen zu sprechen. Bitte senken Sie jetzt auf gar keinen Fall die Preise, in der Hoffnung, dass Sie dadurch neue Schülerinnen bekommen werden. Genau das Gegenteil wird eintreten. Die Menschen gehen nicht zu Verliererinnen!

Hier einige Tipps, wie Sie zusätzliche Einnahmen generieren können:

Stocken Sie Ihre Yogakurse auf. Es macht keinen Sinn, 15 Kurse mit vier Teilnehmerinnen laufen zu lassen. Beschränken Sie sich auf vier Kurse mit jeweils 15 Teilnehmerinnen. Dadurch schaffen Sie sich freie Zeit zum Durchatmen, für Ihre eigene Yogapraxis und für neue Projekte, die Sie erfolgreich in die Welt bringen können. Wenn das Gefäß voll ist, passt nichts mehr rein. Sie müssen es also zuerst leeren, säubern und dann frisches Wasser eingießen. Das schmeckt dann nicht mehr bitter, sondern sehr frisch und köstlich. Deshalb fassen Sie schwache Gruppen zusammen, oder lösen Sie diese auf.

Trennen Sie sich von Institutionen, die Ihnen weniger als 60 Euro Honorar pro 90 Minuten Unterricht zahlen. Sie müssen sich darüber im Klaren sein, dass alle Beträge darunter ein Taschengeld sind. Sie können damit unmöglich Ihren Lebensunterhalt bestreiten. Allein Ihre Krankenversicherung mit der Pflegegeldversicherung kostet im günstigsten Fall über 300 Euro im Monat. Hinzu kommen die Beiträge für die Rentenversicherung und die Mehrwertsteuer. Dann haben Sie noch keinen Cent für sich übrig. Gewöhnen Sie sich wirklich daran, 60 Euro Honorar als allerunterste Größe zu akzeptieren. Es hängt von Ihrer inneren Haltung und von Ihrem Selbstwertgefühl ab, diesen Betrag tatsächlich zu verlangen. Versuchen Sie es! Es wird einfach sein. Wenn Sie unsicher sind, denken Sie bitte daran, dass ich hinter Ihnen stehe und Ihnen ins Ohr flüstere: „Mein Honorar ist 60 Euro für 90 Minuten Unterricht." Das wird Ihnen helfen. Beim 15. Mal geht es dann ganz leicht und Sie brauchen meine Hilfe nicht mehr.

Verkaufen Sie sich nie unter Ihrem Wert. Wenn ein Mensch nicht sieht, wie wunderbar Sie sind und er das nicht zu schätzen weiß, lassen Sie ihn gehen.

Fragen Sie im Betrieb Ihrer Freundin, ob Sie eine Probestunde machen dürfen. Erwarten Sie keine Bezahlung. Aber lehnen Sie das Geld nicht ab, wenn man Ihnen die Stunde bezahlen will.

Geben Sie ab jetzt keine kostenlosen Probestunden mehr. Hören Sie komplett auf damit. Ihre Einstellung zu Ihrem Unterricht und zu Ihrem Selbstwertgefühl wird sich dadurch positiv verändern. Alle Menschen, die ich in dieser Richtung beraten habe, waren heilfroh, aus diesem Drama ausgestiegen zu sein.

Geben Sie nur noch widerwillig Ermäßigung. Allein an Ihrer Miene sollte die Fragestellerin erkennen, dass sie bei Ihnen auf Granit stößt. Fragen Sie, warum sie Ermäßigungen haben will. Und vor allen Dingen: Halten Sie die Antwort aus.

Nehmen Sie einen Zirkel und eine Landkarte. Zeichnen Sie einen Kreis von 20 km um Ihren Wohnort ein. Jetzt rufen Sie alle Schulen im Umkreis von diesen 20 km an. Fragen Sie die Direktorin, ob Sie dort Yoga für Schülerinnen unterrichten können. Es gibt von den einzelnen Bundesländern Betreuungsprogramme für Schülerinnen. Das wird nicht schlecht bezahlt und Sie arbeiten als Lehrkraft auf Honorarbasis an einer Schule. Nach einiger Zeit verlangen Sie von der Schule eine schriftliche Reputation. Dieses Zeugnis können Sie dann für andere Zielgruppen verwenden.

Wege aus der (Schulden-) Krise

Noch ein Hinweis: Viele Yogalehrerinnen suchen Unterrichtsmöglichkeiten am Vormittag und am frühen Nachmittag. Da haben sie ohnehin nichts vor.

Gehen Sie in die Altenheime und geben Sie dort Yogastunden. Es ist eine dankbare Zielgruppe mit Geld und sehr viel Zeit in den Vormittagsstunden und am Nachmittag. Vergessen Sie nicht: „Ihr Honorar beträgt 60 Euro pro 90 Minuten!"

Studieren Sie Ihre Tageszeitung und halten Sie Ausschau, wo sich neue Verdienstmöglichkeiten eröffnen. Wenn Sie lesen, dass die Klinik einer benachbarten Stadt eine neue Abteilung für alternative Gesundheitsmedizin aufmacht, müssen Sie dort anrufen und Ihr Angebot vorstellen. Die Kontaktperson erfragen Sie über die Telefonzentrale.

Und schließlich, wenn das alles nichts hilft: Melden Sie sich bei Ihrer Agentur für Arbeit. Sie müssen nicht unterhalb der Armutsgrenze leben. Das soziale Netz in Deutschland ist sehr engmaschig, auch für uns Yogalehrende. Wenn Sie Hilfe brauchen, müssen Sie sich darum kümmern. Niemand wird von alleine auf Sie zukommen und Ihnen Hilfe anbieten.

Scheuen Sie sich nicht, eine Zeitlang in Ihren alten Beruf zurückzukehren. Sie müssen diesen finanziellen Druck unbedingt loswerden. Es bindet zu viel Energie, die Ihnen dann für Ihre Yoga-Arbeit und für Ihr eigenes spirituelles Wachstum verloren geht.

Als ich in den 80er-Jahren merkte, dass ich mit meinen VHS-Kursen meine Familie nicht ernähren konnte, suchte ich mir Ferienjobs. Die waren zwar nicht besonders gut bezahlt, aber ich hatte immer genug Geld, um meine drei kleinen Kinder zu versorgen. Ich habe mich nicht geschämt, auf Baustellen zu arbeiten und LKW zu fahren. Noch heute lasse ich meinen Führerschein BCE alle fünf Jahre erneuern. Ich habe keinen Grund dazu, aber die Erfahrung aus dieser Zeit sitzt sehr tief.

Später hatte ich dann eine Halbtagsstelle in meinem alten Beruf gefunden. Ich stellte vier Stunden am Tag kleine Betriebe auf EDV um. Allerdings blieb ich niemals länger als sechs Monate. Ich wollte mich nicht an die Sicherheit einer sozialversicherungspflichtigen Tätigkeit gewöhnen. Mein Ziel war die eigene Yogaschule. Davon bin ich nicht abgewichen. Nach drei Jahren Halbtagsbeschäftigung in unterschiedlichen Berufen (zuletzt als Praxismanager in einer Zahnarztpraxis), hatte ich keine Zeit mehr, einer anderen Tätigkeit außer dem Yoga-Unterricht nachzugehen. Der Weg dahin war nicht immer einfach. Mein unerschütterliches Gottvertrauen hat mir dabei geholfen.

Wahrscheinlich werden jetzt Einwände kommen in der Art wie: „Das geht nicht, das klappt ja sowieso nicht, das kann ich nicht, das macht ja sowieso keinen Sinn, oder der hat ja gut reden etc." Dann ist Ihr Leidensdruck noch nicht so groß. Oder Sie geben auf und gehen in Ihren alten Beruf zurück und unterrichten Yoga als Hobby nebenbei. Das ist keine schlechte Lösung, sondern eine logische Konsequenz. Niemand zwingt Sie dazu, etwas zu tun, was im Moment nicht geht. Vielleicht ist es die falsche Zeit, der falsche Ort oder das falsche Leben. Sie haben nicht versagt! Sie sind dadurch auch kein schlechter Mensch. Ihre Erfahrung wird Ihnen niemand nehmen können.

Eine der Kernaussagen der Bhagavadgita ist, dass es besser ist, eine falsche Entscheidung zu treffen, als gar keine.

Es ist nicht schlimm, wenn Sie hinfallen. Aber stehen Sie bald wieder auf und gehen Sie weiter. Bitte! Versprochen?

Kooperationspartnerinnen

Im folgenden Kapitel möchte ich Ihnen einige wichtige Kooperationspartnerinnen vorstellen. Sie brauchen für Ihren Yoga-Unterricht Institutionen und Menschen, mit denen Sie in irgendeiner Weise kooperieren. Je nachdem, auf welchem Spezialgebiet Sie arbeiten und für welche Zielgruppe Sie Ihren Yoga-Unterricht anbieten, finden sich sehr schnell eine ganze Reihe attraktiver Kooperationspartnerinnen. Einige habe ich nachfolgend aufgeführt.

Frauenärztinnen und Hebammen

Die Frauen in Ihrem Yoga-Schwangerenkurs bringen ihre Kinder nicht allein auf die Welt. Sie stehen im engen Kontakt mit einer Frauenärztin und einer Hebamme. Finden Sie heraus, zu welchen medizinischen Fachkräften diese Frauen gehen. Dann nehmen Sie einen Stapel Visitenkarten, vereinbaren einen Termin bei der betreffenden Frauenärztin und sprechen dort persönlich vor. Fragen Sie höflich nach, ob Sie weitere schwangere Teilnehmerinnen zu dieser Ärztin schicken können und bitten Sie im Gegenzug, dass diese Ärztin Ihre Visitenkarten an ihre Patientinnen weitergibt. Natürlich nur die, die Interesse an Yoga haben, sonst nicht. Es macht wenig Sinn, Ihre Flyer in ihrer Praxis auszulegen. Besser ist es, wenn die Ärztin Sie persönlich weitergibt. Das verleiht der Angelegenheit eine höhere medizinische Fachkompetenz.

Kindergärtnerinnen und Erzieherinnen

Wenn Sie auf dem Spezialgebiet „Yoga für Kinder" arbeiten, werden die Kindergärtnerinnen und Erzieherinnen wichtige Kooperationspartnerinnen für Sie sein. Laden Sie die Kindergärtnerinnen und Erzieherinnen im Umkreis von 50 km zu einem Informationsabend ein. Stellen Sie Ihre Arbeit vor. Bieten Sie an, dass Sie in die Kindergärten kommen und dort eine Yoga-Stunde für die Kinder geben werden. Pflegen Sie den Kontakt mit diesem hochqualifizierten Fachpersonal. Vielleicht entsteht daraus eine Yogagruppe speziell für Kindergärtnerinnen, Sozialpädagoginnen und Erzieherinnen. Versuchen Sie, in das Netzwerk dieser Zielgruppe hineinzukommen.

Sozialpädagoginnen und Lehrerinnen

Wenn Sie mit der Zielgruppe „Schülerinnen" arbeiten, müssen Sie den Kontakt mit Lehrerinnen und Sozialpädagoginnen aufbauen. Nehmen Sie Ihre Flyer und Visitenkarten und gehen Sie in die einzelnen Schulen vor Ort und im Umkreis. Das persönliche Vorstellen bei der Schuldirektorin und dem Lehrerkollegium ist sehr wichtig. Sind Sie dort erst einmal bekannt, werden Sie weiterempfohlen.

Als ich Anfang der 90er-Jahre überlegte, wie ich die Vormittage in meiner Yogaschule füllen konnte, kam mir der Zufall zur Hilfe. Eine Oberstudienrätin eines Gymnasiums fragte an, ob ich für ihre Schulklasse eine Yogastunde geben könnte. Sie hatte vorher diesbezüglich bei Ihrem Yogalehrer angefragt, aber dieser hatte abgelehnt. Ich sagte zu. Die einzige Bedingung die ich stellte: der Yoga-Unterricht fand nicht in der Schule statt, sondern in meiner Yogaschule. Die Schülerinnen einer 13. Klasse kamen also an einem Vormittag zu mir zum Unterricht. Bei einer Tasse Yogi-Tee mit Diskussion im Anschluss an diese Stunde entstand eine sehr lockere Atmosphäre. Ich hatte keine Absicht, weiterhin mit dieser Zielgruppe zu arbeiten. Was geschah? Die Oberstudienrätin meldete sich bei mir zum Yoga-Unterricht an. Später machte sie

Kooperationspartnerinnen

an unserer Schule die Ausbildung zur Yogalehrerin. Heute arbeitet sie innerhalb der Ausbildung als Honorarkraft zum Thema „Lehren lernen."

Die Schülerinnen gingen nach Hause und erzählten dort ihren Eltern von der Yogastunde am Vormittag. Daraufhin meldeten sich einige Eltern zum Yoga-Unterricht an.

Einige der Schülerinnen kamen viele Jahre später in meine Yogakurse. In den Vorstellrunden erzählten sie von dieser ersten Erfahrung mit Yoga. Das ist hängengeblieben. Die Yogastunde am Vormittag blieb ihnen in Erinnerung.

Da Lehrerinnen in Stammtischen und Arbeitskreisen organisiert sind, sprach es sich sehr schnell herum, dass ich dieses Angebot für Schulen machte. Auf diese Weise bekam ich weitere Schulen dazu. In meinen Abendgruppen übten fortan viele Lehrerinnen. Etwas, was ich am Vormittag ohne Bezahlung tat, zahlte sich später in meinen Abendkursen aus.

Ärztinnen, Therapeutinnen und Chiropraktikerinnen

Ähnlich wie bei den Frauenärztinnen, können Sie sich ein Netzwerk aufbauen, das aus Ärztinnen, Therapeutinnen und Chiropraktikerinnen besteht. Wenn Sie in der Tageszeitung lesen, dass in Ihrer Stadt eine Orthopädin ihre Praxis eröffnet hat, dann müssen Sie diese Ärztin aufsuchen. Es ist Ihre Pflicht, dort vorzusprechen und sich vorzustellen. Orthopädinnen und Chiropraktikerinnen sind gute Kooperationspartnerinnen. Schicken Sie im Gegenzug ihre Schülerinnen mit akuten Beschwerden immer wieder zu diesen Fachleuten. Vergessen Sie nicht, ihnen einen schönen Gruß von Ihnen auszurichten (vielleicht mit einer Einladung für Ihren nächsten Yoga-Tag mit dem Schwerpunkt „Rückenprobleme").

Betriebe & Behörden

Sehr gute Kooperationspartner sind die Entscheiderinnen in Betrieben und Behörden. Am einfachsten mit dieser Zielgruppe in Kontakt zu kommen sind Seminare der ortsansässigen Industrie- und Handelskammer und der Handwerkskammer. Viele dieser Entscheiderinnen habe ich auch auf Seminaren des Direktmarketingcenters der Deutschen Post AG und auf b2b-Messen (Business to Business) kennengelernt. Da ich ein sehr kontaktfreudiger Mensch bin, ist es mir nie schwergefallen, meine Konzepte vorzustellen und meine Visitenkarten zu verteilen.

Viele Jahre, bevor die Business-Yogawelle Deutschland erreichte, habe ich bereits mit Betrieben und Behörden gearbeitet. Noch heute gehöre ich als Yogalehrer zum Coaching-Pool eines großen Norddeutschen Automobilwerkes.

Da es den Rahmen dieses Buches bei weitem übersteigen würde, werde ich meine Erfahrungen mit dem Spezialgebiet „Yoga in Betrieben & Behörden" und der Zielgruppe „Einzelunterricht für Führungskräfte" in einem weiteren Buch detailliert vorstellen.

Krankenkassen

Sehr wichtige Kooperationspartnerinnen werden die gesetzlichen Krankenkassen (GKV) sein. Unter bestimmten Bedingungen bezuschussen die GKV Ihre Yogakurse. Die Voraussetzungen hierfür sind:

Kooperationspartnerinnen

1. Sie müssen eine abgeschlossene Yogalehrerinnenausbildung mit mindestens 2 Jahren und 500 Unterrichtseinheiten nachweisen.
2. Außerdem müssen Sie von Grundberuf Erzieherin, Pädagogin, Ärztin oder Diplom-Psychologin sein.

Wenn Sie Ihre Qualifikationen bei einer Krankenkasse einreichen, wird diese prüfen, ob Ihre Yogakurse nach § 20 SSG (Sozialgesetzbuch) bezuschusst werden. Wenn Sie diese Anerkennung bekommen, ist das ein großer Wettbewerbsvorteil. Dass Sie damit auf lange Sicht erfolgreich sein werden, wage ich aus eigener Erfahrung zu bezweifeln. Wie Sie gesehen haben, können sich die gesetzlichen Rahmenbedingungen ganz schnell ändern. Machen Sie sich niemals von Ihren Kooperationspartnerinnen abhängig. Verfolgen Sie die politische Lage und seien Sie sehr wachsam.

1. Teilnehmerinnen, die kommen, weil ihre Krankenkasse den Kurs bezuschusst, werden meistens nur einen Kurs besuchen. Das war´s dann. Sobald es an den eigenen Geldbeutel geht, machen die meisten nicht weiter. Von 50 Teilnehmerinnen aus meinen Krankenkassenkursen machten im Semester „Frühjahr 2012" drei Personen in einer Fortgeschrittenen–Gruppe weiter. Das sind ganze 6 %.

2. Menschen, die zu Ihnen kommen, weil sie Ihren Unterricht und Ihre Person schätzen, bringen eine ganz andere Motivation mit. Natürlich finde ich es gut, wenn die Krankenkassen Ihre Kurse bezuschussen, aber bauen Sie darauf kein Unternehmenskonzept auf. Sie werden auf lange Sicht gesehen glücklicher und zufriedener, wenn Sie sich die Schülerinnen auf dem freien Markt suchen. Diese Teilnehmerinnen bleiben über viele Jahre bei Ihnen.

Die gesetzlichen Krankenkassen bezuschussen die Kurse, um damit das Entstehen von Zivilisationskrankheiten hinauszögern oder in vielen Fällen sogar ganz zu verhindern, in den folgenden acht Bereichen:

1. Reduzierung von Bewegungsmangel durch gesundheitssportliche Aktivität
2. Vorbeugung und Reduzierung spezieller gesundheitlicher Risiken durch geeignete verhaltens- und gesundheitsorientierte Bewegungsprogramme
3. Vermeidung von Mangel- und Fehlernährung
4. Vermeidung und Reduktion von Übergewicht
5. Förderung von Stressbewältigungskompetenzen
6. Förderung von Entspannung
7. Förderung des Nichtrauchens
8. Gesundheitsgerechter Umgang mit Alkohol/Reduzierung des Alkoholkonsums

Neuer Präventionsleitfaden

Die gesetzlichen Krankenkassen haben einen neuen Präventionsleitfaden erstellt (Stand: Januar 2013). Danach ergeben sich folgende Änderungen:

- Pro Jahr können 2 Yogakurse bezuschusst werden, auch zwei Kurse mit gleichem Inhalt.
- Die Wiederholung eines identischen Kurses ist im Folgejahr nicht mehr möglich, erst im darauffolgenden Jahr wieder, z.B. 2013 = 2 x Yoga, 2014 werden die Yogakurse dann nicht mehr bezuschusst.
- Maßnahmen für Kinder dürfen ab dem 6. Lebensjahr gefördert werden.
- Verbindlich für alle Kassen und Kursanbieterinnen ist ab 2012 eine vereinheitlichte Teilnahmebescheinigung.

Betriebliche Gesundheitsförderung

Ein unerschöpflicher Markt an Unterrichtsmöglichkeiten bietet sich uns Yogalehrenden in der betrieblichen Gesundheitsförderung. Hier tut sich ein Feld auf, das noch relativ neu und unbearbeitet ist. Da der Gesetzgeber die betriebliche Gesundheitsförderung gestärkt hat, ist es nur noch eine Frage der Zeit, bis dass die mittleren und großen Unternehmen Yogakurse für ihre Mitarbeiterinnen anbieten werden. Das ist aber nur eine Zielgruppe, die Sie in den Betrieben erreichen können. Eine viel anspruchsvollere Zielgruppe sind die Führungskräfte. Diese werden Sie durch Gruppenunterricht kaum erreichen. Die Vorstellung, das der Pförtner eines Betriebes zusammen mit der Chefsekretärin und dem Leiter der Finanzbuchhaltung auf der Yogamatte sitzt und das OM rezitiert, existiert nur in den Köpfen der Yogalehrerinnen. In der Praxis sieht das ganz anders aus.

Wenn Sie mit der Zielgruppe Führungskräfte arbeiten wollen, brauchen Sie eine ausgesprochen hohe Fachkompetenz in verschiedenen Bereichen, nicht nur im Yoga. Wenn Sie diese Fachkompetenz nicht haben, bleiben Sie beim Yoga-Kurs für die Mitarbeiterinnen.

Erfahrungsgemäß dauert es lange, bis Sie in einem Betrieb Ihr Angebot vorstellen können. Von 100 Bewerbungen, die eine meiner Klientinnen geschrieben hatte, bekam sie eine Rückmeldung.

Ich empfehle Ihnen, sehr aufmerksam Ihre Tageszeitung und mindestens eine überregionale Zeitung zu lesen. Im Wirtschaftsteil finden Sie sehr viele wichtige Informationen. Wenn Sie z. B. lesen, dass der Vorstand einer Firma gewechselt hat, dann greifen Sie zum Hörer und rufen dort an. Vereinbaren Sie einen Termin.

Betriebliche Gesundheitsförderung

Gehen Sie ordentlich gekleidet (bitte nicht im Ökostrick mit Birkenstock-Sandalen) zum Vorstellungsgespräch und präsentieren Sie dort Ihr Angebot. Erzählen Sie möglichst nichts von Ihren spirituellen Erfahrungen in Indien und lassen Sie auch Ihren Sanskritnamen weg. Das kommt in diesem Fall nicht gut an.

Als ich 2006 in einer überregionalen Zeitung las, dass die Diözese Hildesheim für Ihre Priester und hauptamtlichen Mitarbeiterinnen einen Coaching-Pool aufbauen wollte, bewarb ich mich direkt beim hiesigen Bischof. Ich schaffte es tatsächlich bis in sein Vorzimmer. Leider wurde ich nicht in den Coaching-Pool aufgenommen. Ich glaube, ich hatte die Frage: „Was werden Sie einem katholischen Priester raten, wenn er sich in eine Frau verliebt hat?" falsch beantwortet.

Kurze Zeit später kam auf Empfehlung ein junger katholischer Pfarrer in meinen Yoga-Einzelunterricht zu mir nach Hause. Jedes Mal fuhr er über 100 km hin und 100 km zurück für eine Einzelstunde Yoga. Seine Frage war: „Warum sind Ihre Yogakurse voll und meine Kirche leer? Was macht Yoga so attraktiv, dass die Menschen sich von der Kirche abwenden und in die Yogakurse strömen?" Wie hätten Sie diese Frage beantwortet?

Haben Sie es geschafft, in einen Betrieb hineinzukommen, können Sie sich mit Ihren Angeboten ausbreiten. Honorare von 120 Euro pro Zeitstunde plus 19 % MwSt. sind üblich. Treten Sie nicht als Yogalehrerin, sondern als Coach oder Trainerin auf. Das klingt nach Geld. Dem Beruf der Yogalehrerin haftet noch etwas Billiges an. Viele unserer Berufskolleginnen arbeiten immer noch für einen Hungerlohn. Das lässt sich nur ändern, wenn Sie anfangen es zu ändern. Sie, die diese Zeilen gerade lesen.

Betriebliche Gesundheitsförderung

Halten Sie die Augen und Ohren offen. Wenn Sie z. B. hören, dass in einer bestimmten Abteilung die Mitarbeiterinnen unter starken Belastungen der Wirbelsäule leiden und die Krankmeldungen einen exorbitanten Stand erreicht haben, dann bieten Sie der Abteilung „Human Ressources" ein Programm für gerade diese Mitarbeiterinnen zur Stärkung der Rückenmuskulatur an. Sie müssen es nicht einmal Yoga nennen. Sie verwenden keinen einzigen Sanskritnamen. Aber das, was Sie unterrichten, ist Yoga. Sie werden sehen, schon bald sind Sie für den Betrieb eine unverzichtbare Gesundheitsberaterin.

Nebenbei noch ein Hinweis für Ihre Verhandlungen: Der Betrieb kann pro Mitarbeiterin und Kalenderjahr 500 Euro steuerlich geltend machen.

Nachfolgend habe ich Ihnen einen Auszug aus dem Gesetzestext zur betrieblichen Gesundheitsförderung beigefügt. Den kompletten Wortlaut finden Sie im Internet unter www.praevention-arbeitswelt.de.

„Mit dem GKV-Wettbewerbsstärkungsgesetz wurde die betriebliche Gesundheitsförderung zu einer Pflichtleistung der Krankenkassen aufgewertet. Die gesetzlichen Krankenkassen (GKV) können die Leistungen entweder selbst erbringen, geeignete Dritte oder zu diesem Zweck gebildete Arbeitsgemeinschaften beauftragen.

Die neue gesetzliche Ausgestaltung der betrieblichen Gesundheitsförderungsleistungen soll sicherstellen, dass die Maßnahmen am betrieblichen Bedarf ausgerichtet und bei der Planung und Umsetzung auch die gesundheitlichen Potenziale berücksichtigt werden. Geeignete Instrumente zur Erfassung der gesundheitlichen Situation im Betrieb sind Analysen des Arbeitsunfähig-

Betriebliche Gesundheitsförderung

keitsgeschehens (betrieblicher Gesundheitsbericht), Auswertungen von arbeitsmedizinischen Untersuchungen und Gefährdungsbeurteilungen, Mitarbeiterbefragungen zum Thema „Arbeit und Gesundheit" sowie betriebliche Gesundheitszirkel.

Das Gesetz schreibt den Krankenkassen eine Unterstützungsfunktion für die Umsetzung der ermittelten „Vorschläge zur Verbesserung der gesundheitlichen Situation sowie zur Stärkung der gesundheitlichen Ressourcen und Fähigkeiten" (§ 20a Abs. 1 Satz 1) zu. Die ausdrückliche Verpflichtung der Arbeitgeber zur Verhütung arbeitsbedingter Gesundheitsgefahren sowie der Unfallversicherungsträger (UV-Träger), arbeitsbedingte Gesundheitsgefahren mit allen geeigneten Mitteln zu verhüten, bleiben weiterhin gültig.

Das Gesetz sieht erstmals auch eine Zusammenarbeit der Krankenkassen untereinander in der betrieblichen Gesundheitsförderung als „Soll-Regelung" vor. Die gewünschte Zusammenarbeit bezieht sich ausweislich der Begründung auf diejenigen Krankenkassen, bei denen die Mitarbeiterinnen eines Betriebes versichert sind. Bereits in der Erhebungs- und Planungsphase betrieblicher Gesundheitsförderung sollten die im Betrieb vertretenen Krankenkassen untereinander ein Benehmen herstellen. Vor allem Krankenkassen, die im jeweiligen Betrieb mit einem relevanten Anteil an den Beschäftigten vertreten sind, sollten sich untereinander abstimmen. Die für die betrieblichen Gesundheitsförderungsleistungen aufgewandten Mittel können zwischen den aktiv beteiligten Krankenkassen entsprechend der Mitgliederzahl im jeweiligen Betrieb aufgeteilt werden, sofern es hierzu vor Projektbeginn einvernehmliche Absprachen gegeben hat." *

*Quelle: www.praevention-arbeitswelt.de

Setzen Sie Prioritäten

Neben der ständigen Akquise und der Entwicklung neuer Projekte, sollte ein wichtiger Teil Ihrer Zeit in die Fakturierung von Rechnungen gehen. Sobald sich eine neue Teilnehmerin für einen Yoga-Kurs angemeldet hat, sollten Sie ihr möglichst zeitnah eine Anmeldebestätigung mit Rechnung schreiben. Am besten noch am gleichen Tag. Erst wenn die zukünftige Schülerin das Geld überwiesen hat, ist ihr Platz belegt, sonst nicht. Halten Sie keine unbezahlten Plätze frei. Sie werden enttäuscht sein, wenn die angemeldeten Schülerinnen nicht zum Unterricht kommen. Nicht bezahlt heißt: nicht angemeldet. Suchen Sie weiter. Die säumige Schülerin blockiert auch energetisch den Platz. Wenn Sie die Anmeldebestätigung mit Rechnung verschicken, können Sie nach einer Woche dort anrufen und nachfragen, wann die Kursgebühr überwiesen wurde. In den seltensten Fällen hat sie die Bezahlung der Kursgebühr vergessen. Oftmals kommen Antworten wie: „Ich wollte erst mal schnuppern und dann bezahlen", oder „Ich dachte, die erste Stunde ist eine kostenlose Probestunde." Denken Sie immer daran, die Teilnehmerin interessiert es nicht, dass Sie am Monatsende die Raummiete zahlen müssen und Ihre Beiträge für die Krankenversicherung, Rentenversicherung und Pflegeversicherung fällig sind.

Ich habe oft erlebt, dass Menschen sich für einen Yoga-Kurs angemeldet hatten, die Kursgebühr nicht bezahlten und dann nicht zum Unterricht kamen. Es war Ihnen nicht wichtig. Sie betrachteten die ganze Angelegenheit eher unverbindlich oder hatten es schlicht und einfach vergessen. Diejenige, die bezahlt hat, vergisst nicht. Denken Sie daran, alles was Sie tun, ist absolut verbindlich. Diese Verbindlichkeit können Sie auch von Ihren Schülerinnen verlangen. Das fängt mit der pünktlichen Bezahlung der

Kursgebühr an. Seien Sie in Geldangelegenheiten absolut klar. Wenn Sie unklar sind, werden Sie immer wieder Menschen begegnen, die Ihnen Ihre eigene Unklarheit spiegeln. Dadurch nimmt das Thema Geld einen enorm großen Raum in Ihrem Leben ein. Das kostet Kraft und Energie und schlaflose Nächte. Es raubt Ihnen Lebenskraft. Verwenden Sie diese Lebenskraft besser für Ihren Yoga-Unterricht oder für Ihre eigene Yoga-Praxis.

Auch im Umgang mit Firmen, Behörden und Institutionen sollten Sie sich angewöhnen, in regelmäßigen Abständen Rechnungen zu schreiben. Vereinbaren Sie in Ihrem Honorarvertrag Teilzahlungen, z.B. die erste Rate nach der 5. Stunde, die zweite Rate nach der 10. Und die dritte Rate zum Schluss. Sonst kann es Ihnen wie einer meiner Klientinnen gehen, die 12 Wochen unterrichtete und dann 18 Wochen auf ihr Geld warten musste. Nach mehrfachen ergebnislosen Rückfragen habe ich darauf gedrungen, dass sie in die Buchhaltung der säumigen Firma geht, um dort ihr Geld bar in Empfang zu nehmen. Ich verließ mich ganz auf mein Bauchgefühl und hatte zudem im Internet recherchiert. Die Yogalehrerin ließ sich von der Sachbearbeiterin nicht abweisen. Sie blieb so lange, bis sie ihr Honorar bekam. Wie sich im Nachhinein herausstellte, war diese Entscheidung vollkommen richtig. Die Firma stand kurz vor der Insolvenz.

Wenn Sie selbst unter finanziellem Druck stehen und Tausende von Euros an Außenständen haben, ist das sehr bitter. Sorgen Sie in jedem Fall dafür, dass Sie Ihr Geld möglichst schnell bekommen. Machen Sie keine faulen Kompromisse. Sie sind kein schlechter Mensch, wenn Sie „Nein" sagen. Sie müssen nicht jeden Auftrag annehmen. Schauen Sie sich Ihre Vertragspartner genau an. Manchmal stimmt die Chemie einfach nicht. Lernen Sie, auf Ihre innere Stimme zu hören und lassen Sie im Zweifelsfall besser die Finger von einem Auftrag.

Zehnerkarten

Eine Zehnerkarte funktioniert wie eine Saunakarte. Wenn die Schülerin zum Unterricht kommt, gibt sie Ihnen einen Schnippel. Ist die Karte aufgebraucht, kauft sie eine Neue. Der einzige Vorteil für Sie: Sie bekommen das Geld beim Verkauf der Zehnerkarte bar auf die Hand. Bareinnahmen, insbesondere der Verkauf von Zehnerkarten, ist die unverbindlichste Art, mit der Sie Ihren Schülerinnen gegenübertreten.

Zehnerkarte heißt übersetzt: „Diese Woche komme ich zum Unterricht, dann mache ich drei Wochen Pause, dann erscheine ich wieder einmal usw." Eine Yogalehrerin erzählte mir, dass eine Teilnehmerin die Hälfte einer einzigen Zehnerkarte zurückhaben wollte. Sie musste nach 45 Minuten den Unterricht wegen einer privaten Geburtstagsfeier verlassen. Sie sah es nicht ein, dass sie für Ihr eigenes Vergnügen eine ganze Karte opfern sollte. In diesen Momenten dreht sich die Spirale nach unten. Solche Menschen möchte ich nicht in meinen Yogakursen haben. Es ist so eine Missachtung gegenüber der Yogalehrerin. Diese Menschen rauben Ihnen das letzte Hemd. Auf diese Weise können Sie niemals eine feste Gruppe zusammen bekommen. Wenn Sie Ihre Existenz mit Zehnerkarten begonnen haben, wird es später sehr schwer werden, die Schülerinnen auf Unterrichtsverträge mit monatlichem Bankeinzug umzustellen. Meine Erfahrung als Berater hat auch gezeigt, dass Yogalehrerinnen an diesen Zehnerkarten festhalten. Sie sind zwar unzufrieden damit, wollen aber nichts an der Zahlungsmodalität verändern. Sie haben nicht den Mut aufzustehen und zu sagen: „Jetzt reicht es aber." Der Leidensdruck muss sehr stark sein, um aus diesem System der Zehnerkarten komplett auszusteigen. Zehnerkarten sind sehr kundenfreundlich, aber auf lange Sicht gesehen schaden Sie Ihnen und

Zehnerkarten

Ihrem Bankkonto. Vermeiden Sie den Einsatz von Zehnerkarten.
„If you want to be happy nobody can stop you."

Zusätzliche Yoga-Einnahmequellen

In diesem Kapitel habe ich Ihnen Einnahmemöglichkeiten aufgezeigt, die Sie neben Ihren wöchentlichen Yogakursen machen können.

Yoga-Tage

Es gibt drei große Zielgruppen, die für Yoga-Tage in Frage kommen:

1. Neue Kursteilnehmerinnen ohne Vorkenntnisse
2. Teilnehmerinnen aus Ihren laufenden Yoga-Kursen und
3. Schülerinnen, die in keiner fortlaufenden Gruppe teilnehmen können

Wenn Sie ganz neu beginnen und noch keine Stammschülerinnen haben, wird Ihnen nichts anderes übrig bleiben, als mit der Zielgruppe der Kursteilnehmerinnen ohne Vorkenntnisse zu arbeiten. Sie können das Angebot dann „Yoga-Tag zum Kennenlernen" nennen. Das wäre eine gute Alternative zu den kostenlosen Probestunden, mit denen sich Ihre Konkurrenz versucht, über Wasser zu halten. Wenn Sie sich einen ganzen Tag nicht zutrauen, bieten Sie einen halben Tag für 40 Euro an. Diesen Betrag kann wirklich jede aufbringen. Laden Sie am Schluss zu einem kleinen vegetarischen Imbiss mit Yogi-Tee ein. Vergessen Sie nicht, genügend Anmeldeformulare für die laufenden Wochenkurse bereitzuhalten.

Wenn Sie mit den Yoga-Tagen neue Kursteilnehmerinnen ohne Vorkenntnisse erreichen wollen, brauchen Sie einen hohen Werbeeinsatz. Bei einer Kursgebühr von 80 Euro pro Yoga-Tag und

Zusätzliche Yoga-Einnahmequellen

10 Teilnehmerinnen, wird nicht viel für Sie übrig bleiben. Erst wenn die Besucherinnen Ihres Yoga-Tages sich für eine fortlaufende Gruppe anmelden, rechnet sich die Angelegenheit.

Auf gar keinen Fall sollten Sie die Zielgruppe 1 mit den Zielgruppen 2 und 3 mischen. Ein Angebot für die Zielgruppen 2 und 3 zusammen würde gehen. Die Zielgruppe 1 sollte immer getrennt von den anderen sein.

Zu der Zielgruppe 3 gehören Menschen, die in der Woche an keinem Yoga-Unterricht teilnehmen können. Dazu gehören Yogalehrerinnen, Schichtarbeiterinnen und Teilnehmerinnen aus artverwandten Berufen, die vornehmlich in den Abendstunden arbeiten müssen. Wenn Sie es schaffen, für diese Zielgruppe ein regelmäßiges Angebot zu machen, eröffnet sich hier eine lukrative Einnahmequelle. Was die Zielgruppe braucht, wird begeistert nachgefragt.

Aus meiner eigenen Erfahrung wird das Angebot der Yoga-Tage von den Teilnehmerinnen der fortlaufenden Yoga-Kurse und den Schülerinnen, die an keiner fortlaufenden Gruppe teilnehmen können, am besten angenommen. Hier treffen sich Gleichgesinnte und arbeiten einen ganzen Tag zusammen. Die Akzeptanz dieser Yoga-Tage ist sehr hoch.

Denken Sie an das Pareto-Prinzip: 80 % Ihres Umsatzes erwirtschaften Sie mit 20 % Ihrer Schülerinnen.

Ich mache die Yoga-Tage viermal im Jahr, d. h. 1 x pro Quartal. Im Schnitt melden sich 12 Personen für einen Yoga-Tag an. Bei einer Kursgebühr von 90 Euro pro Person ergibt das 4 x 12 x 90 Euro = 4.320 Euro. Für die Raummiete bezahle ich 4 x 100 Euro = 400 Euro. An Verpflegung und Getränken brauche ich 50 Euro

Zusätzliche Yoga-Einnahmequellen

pro Yoga-Tag = 200 Euro. Da ich ausschließlich mit der Zielgruppe 2 und 3 arbeite, entfallen die Werbekosten. Es verbleiben für mich 3.720 Euro. Würden Sie dafür arbeiten?

Yoga-Wochenendseminare

Auch für die Yoga-Wochenendseminare habe ich mich in den vergangenen Jahren auf die Zielgruppen 2. und 3. konzentriert.

Während neue Kursteilnehmerinnen sehr schwer für ein ganzes Wochenendseminar zu gewinnen sind, wird dieses Angebot von den Teilnehmerinnen der laufenden Yoga-Kurse sehr gerne angenommen. Auch Menschen, die aus irgendeinem Grunde nur an den Wochenenden Zeit haben, kommen hierfür in Frage. Dazu zählen auch unsere Berufskolleginnen.

Suchen Sie sich für das Yoga-Wochenendseminar ein Seminarhaus in landschaftlich schöner Lage. Große Aufmerksamkeit sollten Sie hier auf die Küche haben. Mieten Sie sich probehalber, am besten mit Partner, in das Seminarhaus ein. Überzeugen Sie sich selbst von der Qualität des Essens. Mit diesem Kriterium steht und fällt das Angebot Ihres geplanten Wochenendseminars.

Lesen Sie die Geschäftsbedingungen des Seminarhauses genau durch. Folgende Fragen sollten Sie im Vorfeld unbedingt klären:

- Müssen Sie eine Anzahlung leisten? Wenn ja, wie hoch ist diese Anzahlung?
- Bis zu welchem Termin können Sie das Wochenende ohne Kosten stornieren?
- Berechnet das Seminarhaus Kleingruppenzuschläge?
- Ist die Benutzung des Gruppenhauses in der Tagespauschale inbegriffen? Oder wird hierfür eine extra Gebühr berechnet?

Zusätzliche Yoga-Einnahmequellen

- Wird vegetarische Verpflegung angeboten?
- Gibt es im Seminarhaus einen Internetanschluss?

Wenn alle diese Fragen geklärt sind, können Sie das Wochenende buchen. Lassen Sie sich auf jeden Fall eine schriftliche Buchungsbestätigung geben. Wenn Streitigkeiten aufkommen, dienen diese Unterlagen vor Gericht als Beweismaterial.

Fangen Sie jetzt an, das Wochenendseminar zu bewerben. Werbeträger sollten Ihre Internetseite und ganz einfache Mitteilungsschreiben für die Schülerinnen der laufenden Yoga-Kurse sein. Sprechen Sie die Menschen persönlich an. Achten Sie immer darauf, dass Sie den Teilnehmerinnen die Möglichkeit bieten, sich schriftlich anzumelden. Ich habe oft Einladungen zu Veranstaltungen bekommen, bei denen das Response-Element fehlt. Im Internet wäre das z. B. eine Seite, auf der die Menschen sich per E-Mail anmelden können. Bei einem Mitteilungsschreiben ist es der Antwortschein.

Wenn sich jetzt eine Teilnehmerin anmeldet, müssen Sie diese Anmeldung schriftlich bestätigen. Bitten Sie um Überweisung der kompletten Kursgebühr. Vergessen Sie nicht, die Bedingungen, die das Seminarhaus an Sie stellt, an Ihre Teilnehmerinnen weiterzugeben. Wenn das Seminarhaus 50 % Stornogebühr bei Abmeldung innerhalb von 4 Wochen vor Seminarbeginn von Ihnen verlangt, sollten Sie das an Ihre Schülerinnen weitergeben. Sie können ja nichts dafür, wenn der Ehemann einer Teilnehmerin zwei Tage vor Beginn des Wochenendseminars in eine psychische Krise gerät und die Teilnehmerin deswegen das Wochenende absagt.

Sie können für ein Wochenendseminar von Freitagabend bis Sonntagmittag zwischen 150 bis 200 Euro Kursgebühr nehmen.

Zusätzliche Yoga-Einnahmequellen

Für Unterkunft und Verpflegung im Doppelzimmer müssen die Teilnehmerinnen noch einmal zwischen 50 bis 60 Euro pro Tag an das Seminarhaus zahlen.

Wenn Ihre Yogakurse nach § 20 SGG von den gesetzlichen Krankenkassen im Präventionsbereich anerkannt sind, werden die Teilnehmerinnen für diese Veranstaltung einen Zuschuss zur Kursgebühr erhalten. Das ist ein nicht zu unterschätzender Wettbewerbsvorteil. Bei den Yoga-Tagen ist das übrigens nicht der Fall. Die Stundenzahl reicht dazu nicht aus.

Diese Yoga-Wochenendseminare sind für die Teilnehmerinnen meiner Yoga-Kurse immer ein Bonbon. Ein geschützter Raum, weg von Mann und Kindern. Die Frauen werden rundum bedient. Sie brauchen nicht zu kochen und haben viel Raum für sich zum Auftanken. Manche Ehemänner schenken solche Wochenendseminare ihren Frauen zum Geburtstag.

Die Vorlaufzeit für ein Wochenendseminar beträgt ca. 6 Monate. In der Rückmelderunde des Seminars am Sonntagmittag sollten Sie schon den Termin für das nächste Seminar bekanntgeben. Nach dem Motto: „Wenn es euch gefallen hat, dann könnt ihr euch auch gleich in die Liste eintragen. Ihr habt auf jeden Fall die allererste Option."

Fangen Sie probehalber mit einem Wochenendseminar an. Wenn es gut läuft, können Sie bis zu vier Wochenendseminare im Jahr durchführen. Bei einer Kursgebühr von 150 Euro und 12 Teilnehmerinnen sind das 1.800 Euro x 4 = 7.200 Euro pro Jahr. Davon gehen nur die Kosten für Ihre eigene Unterbringung & Verpflegung ab. Der Werbeaufwand ist gering. Das finanzielle Risiko ist allerdings hoch (Stornogebühren).

Yoga-Wochenendseminar mit Fremdreferentinnen

Vielleicht gibt es unter den Menschen, bei denen Sie Yoga gelernt haben, eine interessante Person, die Sie gerne zu sich als Referentin einladen wollen. Als Zielgruppe kommen die Teilnehmerinnen Ihrer Yoga-Kurse und Yogalehrerinnen in Frage.

Die Vorlaufzeit für so eine Veranstaltung beträgt ca. 6 Monate. Die Berechnung sieht wie folgt aus: 20 Teilnehmerinnen á 200 Euro Kursgebühr = 4.000 Euro. An Kosten entstehen Ihnen ca. 400 Euro für Werbung, 400 Euro für Anreise, Unterkunft & Verpflegung der Referentin und 200 Euro Raummiete. Es verbleibt ein Gewinn von 3.000 Euro. Teilen Sie den Gewinn im Verhältnis 50/50 auf, d. h. 1.500 Euro bekommt die Referentin, 1.500 Euro bekommen Sie. Für den Fall, dass es sich um eine ausländische Referentin handelt, müssen Sie von dem Anteil der Referentin 20 % Einkommenssteuer (300 Euro) an das Finanzamt abführen. Ihre Referentin bekommt in diesem Fall also nicht 1.500 Euro, sondern nur 1.200 Euro. Das ist in der Yoga-Szene ein durchaus akzeptabler Betrag, insbesondere dann, wenn die Referentin indischer Abstammung ist. Wenn Sie diese anteiligen 20 % Ihrer Referentin nicht an das Finanzamt abführen, werden im Falle einer Betriebsprüfung diese 20 % von Ihnen bezahlt werden müssen.

Der Aufwand, so eine Veranstaltung durchzuführen, ist groß, das Risiko ist allerdings überschaubar. Überlegen Sie sich gut, ob Sie Ihre Lebensernergie dafür einsetzen wollen.

Yoga-Ferienseminare

Eine Erweiterung der Yoga-Wochenendseminare ist ein Yoga-Ferienseminar. Sie können dieses Angebot vor Ort durchführen,

Zusätzliche Yoga-Einnahmequellen

oder es dort stattfinden lassen, wo Ihre Teilnehmerinnen Urlaub machen.

Sagen Sie jetzt bitte nicht, dass ein Yoga-Ferienseminar vor Ort nicht laufen wird. So werden wahrscheinlich Ihre Yoga-Kolleginnen auch denken. Deshalb wird Ihr Angebot sehr gerne auch von den Teilnehmerinnen Ihrer Konkurrenz angenommen. Es gibt viele Menschen, die in den Ferien zu Hause bleiben, oder zu anderen Zeiten Urlaub machen.

Da ich in den Sommerferien immer in Deutschland bin, machte ich meinen Yoga-Schülerinnen folgendes Angebot:

Yoga-Sommerferienkurs, 8 Termine (Wochen) á 90 Minuten zum Preis von 128 Euro. Es meldeten sich 16 Personen an. Die Gewinn- und Verlustrechnung sah folgendermaßen aus: 128 Euro x 16 Teilnehmerinnen = 2.048 Euro. An Werbung gab ich 200 Euro für Fließtextanzeigen in der örtlichen Tageszeitung aus, die Raummiete betrug 240 Euro (8 x 30 Euro). Es verblieb ein Gewinn von 1.608 Euro. Von diesem Betrag gingen dann die Steuern und die Beiträge zur Sozialversicherung ab.

Die 16 Teilnehmerinnen setzten sich wie folgt zusammen: 10 Personen kamen aus meinen eigenen Yogagruppen. Zwei Personen waren ehemalige Teilnehmerinnen, die an keinem laufenden Yoga-Kurs mehr teilnehmen konnten. Vier Personen kamen von anderen Yogalehrerinnen. Von diesen vier neuen Schülerinnen meldeten sich drei Personen für meinen Herbstkurs an. Sie sind immer noch bei mir. Was meinen Sie, war diese Aktion erfolgreich?

Schauen Sie sich bitte noch einmal das Pareto-Prinzip an.

Zusätzliche Yoga-Einnahmequellen

Das Risiko für ein Yoga-Ferienseminar vor Ort ist gering. Probieren Sie es aus!

Sie können Ihr Yoga-Ferienseminar auch außerhalb Ihres Wohnortes durchführen. Es gibt viele Seminarhäuser in Deutschland und auch im Ausland, die in den Sommermonaten nicht ausgelastet sind. Recherchieren Sie im Internet und lassen Sie sich Angebote zuschicken. Lesen Sie sehr aufmerksam die Stornobedingungen. Machen Sie dann für die Teilnehmerinnen Ihrer Yoga-Gruppen und für ehemalige Schülerinnen ein Angebot. Bei einer Seminargebühr von 500 Euro pro Woche sieht die Gewinn- und Verlustrechnung so aus: 12 Teilnehmerinnen á 500 Euro = 6.000 Euro. Für Werbung brauchen Sie ca. 600 Euro. Die eigene Anreise beträgt 400 Euro. Es bleiben 5.000 Euro für Sie übrig. Sie wissen, dass von diesem Betrag die Steuern und die Sozialbeiträge abgehen. Trotzdem wird noch genug für Sie übrigbleiben.

Das Risiko für Yoga-Ferien in einem Seminarhaus ist hoch!

Ende der 90er-Jahre organisierte ich für meine Ehefrau ein Yoga-Ferienseminar in Mecklenburg-Vorpommern. Wir hatten dazu die Herbstferien ausgewählt. Das Seminarhaus lag in einer landschaftlich schönen und ruhigen Gegend. Die Unterkunft und der Seminarraum waren sehr ansprechend. Die Verpflegung war ausgesprochen gut. Wir machten zwei Fehler: 1.) Wir verschickten das richtige Angebot an die falsche Zielgruppe und 2.) wir verpassten um genau einen Tag die Frist, in der wir ohne Stornokosten aus dem Vertag kamen. Da wir wegen mangelnder Teilnehmerinnenzahl das Seminar komplett absagen mussten, waren neben den Kosten für die bereits ausgegebene Werbung (400 DM) die 600 DM geleisteter Anzahlung weg. Diese Aktion kostete uns also 1.000 DM = 500 Euro. In einer Zeit, in der ich nach der Seehofer-Gesundheitsreform und meiner unfreiwilligen Arbeitslosigkeit darum rang, wirtschaftlich wieder auf die Füße zu kommen, war das eine sehr bittere Erfahrung. Nachdem wir den Termin abgesagt hatten, meldeten sich übrigens kurzfristig noch Teilnehmerinnen an. Wir hätten bloß warten müssen, aber wir hatten weder die Erfahrung, noch den Mut, so eine große Aktion durchzuführen.

Indienreisen

Waren Sie schon einmal in Indien? Nein? Dann holen Sie das schleunigst nach! Sie werden das, was Sie Woche für Woche an Ihre Yoga-Schülerinnen weitergeben, mit ganz anderen Augen sehen. In keinem anderen Land hätte Yoga entstehen können, außer in Indien. Es ist etwas Unglaubliches, in die Fußstapfen großer Yoga-Meister zu treten. Auch wenn sich Indien in den letzten 20 Jahren sehr stark verändert hat, finden Sie immer noch Gegenden, in denen die Zeit stehengeblieben ist.

Obwohl ich mir nach jeder Indienreise schwöre, nie wieder meine Füße auf indischen Boden zu setzen, bin ich nach kurzer Zeit wieder da und fühle mich vom ersten Augenblick geborgen. Es ist so, als käme ich nach Hause. Jede Indienreise ist für mich eine spirituelle Erfahrung, die sich auf drei Wochen verdichtet. Manchmal brauche ich hinterher bis zu acht Wochen, um hier in Deutschland wieder anzukommen. Der Kulturschock für mich ist immer riesengroß. Nicht, wenn ich nach Indien komme, sondern wenn ich wieder in Deutschland bin. Ich verstehe die Menschen hier einfach nicht mehr und bekomme eine tiefe Sehnsucht nach „Mutter Indien." In meinen Träumen sitze ich mit meinem spirituellen Lehrer am Ganges und spiele auf meiner Gitarre indische Mantren.

Zusätzliche Yoga-Einnahmequellen

Nach einem schweren Schicksalsschlag bin ich 1992 das erste Mal nach Indien gekommen. Im darauf folgenden Jahr reiste ich nach Rishikesh und bereitete eine Trekkingtour in den indischen Himalaya vor. Zusammen mit einem Freund suchten wir eine passende Unterkunft und einen geeigneten Reisepartner vor Ort. Im Herbst 1993 führten wir diese Reise durch. Bis zum heutigen Tage war ich insgesamt 30 (!) Mal in Indien. Meistens mit selbstorganisierten Gruppen, aber auch oft nur zusammen mit meiner Ehefrau.

Bitte haben Sie Verständnis dafür, dass ich Ihnen an dieser Stelle nicht mehr Informationen über Indienreisen geben kann. Es würde den Rahmen dieses Buches bei weitem sprengen. Vielleicht schreibe ich hierüber in späteren Zeiten ein Buch. Nur so viel: Das Risiko einer solchen Reise ist sehr hoch. Sie müssen vor Ort 24 Stunden für Ihre Teilnehmerinnen da sein. Fast jede Minute passiert etwas, mit dem Sie überhaupt nicht gerechnet haben. Sie haben eine sehr große Verantwortung Ihren Teilnehmerinnen gegenüber. Schon in der Zusammenstellung so einer Reisegruppe müssen Sie sehr achtsam sein. Gott schütze Sie!

Im Anhang dieses Buches habe ich Ihnen die Adresse unseres Reiseagenten in Rishikesh und einer Firma angegeben, bei der Sie günstig Flugtickets nach Indien bekommen können.

Fastenseminare

Die klassischen Fastenzeiten sind im Frühjahr (vor Ostern) und im Herbst (September/Oktober). Sie können allerdings auch zu jeder anderen Jahreszeit fasten.

Als ich mich Mitte der 80er-Jahre das erste Mal selbstständig machte, tat ich das mit Fastenseminaren. Grundlage war für mich

Zusätzliche Yoga-Einnahmequellen

das Buch „Wie neugeboren durch Fasten" von Dr. med. Hellmut Lützner. Nachdem ich einige Male selbst gefastet hatte, kombinierte ich das Fasten mit dem Yoga. Daraus entstand etwas vollkommen Neues. Über einen Zeitraum von zehn Tagen trafen sich die Teilnehmerinnen jeden Tag für zwei Zeitstunden, vorwiegend abends zum Gespräch, Yoga und Meditation. Die Tageszeitungen berichteten über dieses Angebot und interviewten meine Teilnehmerinnen. So wurde ich in relativ kurzer Zeit bekannt. Aus diesen Fastenseminaren, dich ich bis zu viermal im Jahr durchführte, entstanden dann meine festen Yogagruppen. 1992 veröffentlichte der Aurum-Verlag mein Buch mit dem Titel „Fasten & Yoga". Dort finden Sie den genauen Ablauf eines Fastenseminares in Verbindung mit Yoga. Mein Buch wurde insgesamt sechsmal aufgelegt. Es verkauft sich auch heute immer noch gut. Sie werden es im Handel allerdings nicht mehr bekommen. Ein Exemplar können Sie über mich in meinem Internetshop bestellen. Meine Adresse finden Sie im Anhang dieses Buches.

Wenn Sie zwei Fastenseminare im Jahr veranstalten, sieht die Rechnung für zehn Tage wie folgt aus:

2 Fastenseminare á 12 Teilnehmerinnen x 200 Euro Kursgebühr = 4.800 Euro. Für Werbung (PR-Anzeige) brauchen Sie ca. 400 Euro. Für die Raummiete (10 Tage á 30 Euro) 300 Euro. Es verbleiben 4.100 Euro. Von dem Gewinn gehen dann die Steuern und die Beiträge zur Sozialversicherung ab.

Yoga-Lehrerinnenausbildung

Die Nachfrage nach qualifiziertem Yoga-Unterricht ist in den vergangenen Jahren überproportional gestiegen. Und damit auch das Angebot von Schulen und Institutionen, die Yogalehrerinnen-Ausbildungen durchführen. Allein der Berufsverband der Yogalehrenden in Deutschland e. V. (BDY) hat 35 anerkannte BDY-Ausbildungsschulen (Stand: Januar 2013). Hinzu kommt mindestens die dreifache Menge an Schulen, die Yogalehrerinnen ausbilden. Angefangen von einer vierwöchigen Ausbildung bis zu einer berufsbegleitenden Ausbildung, die einen Umfang von vier Jahren hat, ist alles dabei. Ich möchte an dieser Stelle auf keinen Fall die einzelnen Formen der Ausbildung werten. Lesen Sie hierzu bitte unbedingt das Kapitel Fachkompetenz.

Die gute Nachricht: Es gibt in Deutschland keine Behörde, die Ihnen eine Genehmigung erteilen muss, selbst Yogalehrerinnen auszubilden. Wenn Sie selbst die nötige Fachkompetenz haben, können Sie beginnen. Sie brauchen dafür ein Konzept und natürlich Menschen, die sich von Ihnen ausbilden lassen wollen.

Ein Unterrichtscurriculum ist schnell erstellt. In Hinblick auf den hart umkämpften Ausbildungsmarkt wird es bei der Zusammenstellung einer Ausbildungsgruppe schon etwas schwieriger. Wahrscheinlich werden die ersten angehenden Yogalehrerinnen aus Ihren eigenen Yogakursen kommen. Wenn diese Gruppe bedient ist, wird es schwierig, auf dem Ausbildungssektor weiterhin bestehen zu können. Denken Sie bitte auch daran, dass die Menschen, die Sie ausbilden, irgendwann einmal selbst anfangen werden, Yoga-Kurse zu unterrichten. Sie bilden hier die eigene Konkurrenz aus. Wundern Sie sich also nicht, wenn Ihre Schülerinnen in einigen Jahren als Mitbewerberinnen auftreten werden und vielleicht besser sind als Sie.

Für den Vorlauf so einer Ausbildungsgruppe benötigen Sie etwa 12 Monate. Sie müssen Interessentinnen finden und mit den zukünftigen Teilnehmerinnen persönliche Gespräche führen. Wenn die Voraussetzungen stimmen und die Chemie zwischen Ihnen und der angehenden Yogalehrerin, müssen Sie unbedingt ei-

Zusätzliche Yoga-Einnahmequellen

nen Ausbildungsvertrag abschließen. Einen Muster-Ausbildungsvertrag und eine Einzugsermächtigung finden Sie am Ende dieses Buches.

Den üppigen Einnahmen, die Sie über einen begrenzten Zeitraum bekommen, stehen hohe Ausgaben gegenüber. Um sich von Ihrer Konkurrenz abzuheben, müssen Sie Ihre Ausbildung für Ihre angehenden Schülerinnen attraktiv gestalten. Eine gute Möglichkeit hierzu ist der Einsatz von Fremdreferentinnen. Dokumentieren Sie das unbedingt nach außen. Es gibt auf dem Yogamarkt eine ganze Reihe von hochqualifizierten Lehrerinnen, die Sie in Ihrer Ausbildung einsetzen können. Das gilt natürlich auch für ausländische Referentinnen. Das Honorar, die Fahrtkosten und die Kosten für Unterkunft und Verpflegung müssen Sie übernehmen. Ebenso die Kosten für eine Übersetzerin, für den Fall, dass Sie ausländische Kräfte einsetzen. Achten Sie in diesem Fall darauf, dass die Übersetzerin unbedingt aus der Yoga-Szene kommt.

Bei einem unserer ersten Ausbildungsseminare hatten wir eine englische Top-Referentin (Swami Satchidananda Ma) eingeladen. Ich wollte die hohen Fahrtkosten, die Kosten für Unterkunft und Verpflegung und das üppige Honorar für eine Yoga-Fachübersetzerin sparen und nahm stattdessen eine Fachübersetzerin für Wirtschaftsenglisch aus der hiesigen Region. Können Sie sich dieses Chaos vorstellen?

Je mehr Fremdreferentinnen Sie einsetzen, umso genauer müssen Sie die Kosten für so eine Ausbildung kalkulieren. Denken Sie auch daran, dass nicht alle Teilnehmerinnen bis zum Ende der Ausbildung bei Ihnen bleiben werden. Aus eigener Erfahrung kann ich Ihnen sagen, dass von 16 Schülerinnen, die mit der Ausbildung beginnen, etwa zwei Personen während der Ausbildung aufhören. Das entspricht einer Ausfallquote von ca. 15 %. Für den

Fall, dass Ihre Schülerinnen mit der Form oder der Qualität der Ausbildung nicht zufrieden sind, kann dieser Prozentsatz sehr schnell ansteigen. Den restlichen Teilnehmerinnen aus der Gruppe müssen Sie aber weiterhin die Möglichkeit bieten, die Ausbildung an Ihrer Schule zu beenden. Sie können mit dem Konzept Ausbildung von Yogalehrerinnen viel Geld verdienen, aber genauso viel Geld verlieren. Planen Sie sehr genau, kalkulieren Sie gut und holen Sie sich unbedingt Rat von Menschen, die auf diesem Feld schon lange Zeit tätig sind. Sie können dadurch im Vorfeld schon sehr viel Geld einsparen.

Weiterbildung für Yogalehrerinnen

Eine lukrative Zielgruppe sind unsere Berufskolleginnen. Yogalehrerinnen haben ein sehr großes Interesse an qualifizierten Weiterbildungen. Sie können diese Weiterbildungen selbst durchführen oder hierfür Fremdreferentinnen einsetzen. Die Adressen der Yogalehrerinnen bekommen Sie von den Berufsverbänden, aus dem Internet oder aus den Gelben Seiten. Sammeln Sie die Adressen der Yogalehrerinnen in einer Datenbank. Wenn Sie ein attraktives Angebot haben, dann laden Sie Ihre Kolleginnen zu dieser Veranstaltung ein. Der Vorlauf für solche Veranstaltungen sollte ein halbes Jahr betragen. Die Veranstaltung kann entweder in Ihrer Schule oder in einem angemieteten Seminarhaus stattfinden.

Aus eigener Erfahrung kann ich Ihnen sagen, dass der Rücklauf bei solchen Direktmarketingaktionen zwischen 1 % und 5 % beträgt. Bei Kolleginnen, die noch nie mit mir in Kontakt standen, betrug der Rücklauf 1 %. Bei Yogalehrerinnen, die mir persönlich bekannt waren, 5 %. Höhere Rücklaufquoten sind eher unrealistisch. Wenn Sie 1.000 Personen anschreiben, bedeutet das, dass sich zwischen zehn und 50 Personen melden werden. Mel-

Zusätzliche Yoga-Einnahmequellen

den heißt in diesem Fall aber nicht anmelden. Es kann auch die Mitteilung dabei sein: „Bitte keine Werbung mehr zuschicken!" Seien Sie jetzt nicht enttäuscht. Es richtet sich nicht persönlich gegen Sie.

Wenn Sie aus den angeschriebenen 1.000 Personen eine Gruppe von 25 Yogalehrerinnen anmelden (Rücklauf = 2,5 %), ist das ein voller Erfolg. Die Rechnung sieht dann so aus: 25 Personen x 200 Euro Kursgebühr = 5.000 Euro Einnahmen. An Ausgaben kommen auf Sie zu: 580 Euro für Briefmarken, 120 Euro für Briefpapier, Antwortschein und Briefumschläge, 300 Euro Raummiete. Das entspricht einem Gewinn vor Steuern und Sozialversicherungsbeiträgen von 4.000 Euro. Wenn Sie eine Fremdreferentin einsetzen, verringert sich Ihr Gewinn um ca. 2.000 Euro (Honorar, Unterkunft, Verpflegung und Fahrtkosten), aber es bleiben immer noch 2.000 Euro für Sie übrig.

Sie können über das ganze Jahr verteilt sechs solcher Weiterbildungsveranstaltungen für Yogalehrerinnen anbieten. Neben Ihren wöchentlichen Yoga-Kursen und dem übrigen Angebot, sind Sie damit gut ausgelastet.

Im Schnitt können Sie damit im Jahr 12.000 Euro Gewinn machen. Und noch etwas, was Sie bedenken sollten: Sie haben jetzt etwa einen Wettbewerbsvorlauf von zwei Jahren. D. h. nach etwa einem Jahr werden Sie feststellen, dass eine Mitbewerberin genau dasselbe Weiterbildungsprogramm anbieten wird wie Sie. Teilweise sogar mit Ihren Texten. Das ist sehr bitter, bietet aber eine ungeahnte Chance zur Weiterentwicklung. Sie werden gezwungen sein, immer besser zu sein als Ihre Konkurrenz. Nach zwei Jahren müssen Sie noch attraktivere Angebote machen und schon wieder auf einem anderen Feld tätig sein. Sehen Sie das Ganze bitte positiv: Ihre Konkurrenz treibt Sie immer wieder zu neuen Bestleistungen an. Und manche Dinge müssen Sie ganz einfach aussitzen.

Yoga-Shop

Haben Sie schon einmal überlegt, neben Ihrem Yoga-Unterricht Dinge zu verkaufen, die im weitesten Sinne gesehen mit Yoga zu tun haben? Yogamatten, Yoga-Hilfsmaterial, Kissen, Klötze, Decken, Entspannungs-CDs und Yoga-Bücher? Im Schnitt werden Sie als Wiederverkäuferin für diese Dinge 30 % vom Verkaufspreis bekommen. Bei einer Yogamatte, die Sie für 60 Euro einkaufen, gehören 18 Euro Ihnen. Ihren Schülerinnen nehmen Sie damit Arbeit ab, denn sie müssen nicht loslaufen und die Ware woanders suchen. Die Menschen sparen etwas, was sie nicht unbegrenzt zur Verfügung haben: Zeit!

Als ich Mitte der 80er-Jahre des vergangenen Jahrhunderts meine Yogalehrerausbildung beim BDY begann, hatte ich immer einen Kofferraum voller Ware dabei. Ich hatte zuvor bei meiner Gemeinde ein Kleingewerbe angemeldet. Den Gewerbeschein musste ich den Verlagen vorlegen, damit ich die Wiederverkäufer-Rabatte bekam. Ich handelte mit guten Yoga-Büchern und Musik-Kassetten. In den Pausen verkaufte ich diese Produkte außerhalb des Seminarhauses an meine Kolleginnen. Damit finanzierte ich meine Yogalehrerausbildung.

Achten Sie bitte darauf, dass Sie die komplette Buchführung des Gewerbebetriebes von Ihrer selbstständigen Tätigkeit als Yogalehrerin trennen. Führen Sie für das Gewerbe ein extra Kassenbuch und eröffnen Sie bei Ihrer Bank für diesen gesonderten Unternehmensbereich ein eigenes (Unter-) Konto.

Zusätzliche Yoga-Einnahmequellen

Bücher schreiben

Haben Sie schon einmal überlegt, ein Buch zu schreiben? Vielleicht haben Sie den Menschen ja etwas Wichtiges mitzuteilen? Sie erreichen damit eine sehr große Zielgruppe und werden überregional bekannt. Sie machen sich mit Ihrer Fachkompetenz sichtbar. Publizieren Sie in Yoga-Fachzeitschriften und bieten Sie Ihr Manuskript einem Verlag an. Schauen Sie einmal in den Buchhandlungen, welcher Verlag für Ihr Thema in Frage kommt. Besuchen Sie Buchmessen und nehmen direkten persönlichen Kontakt zu dem Verlag auf. Aber denken Sie daran: Immer wenn Sie etwas über sich schreiben, werden Kritiker kommen, die das anzweifeln oder bewerten. Können Sie das aushalten?

Wenn es zu einem Vertragsabschluss kommt, gehören zwischen 7 – 10 % jedes verkauften Buches Ihnen. Bei einem Verkaufspreis von 25 Euro pro Buch sind das 2,50 Euro. Bei 400 verkauften Büchern pro Jahr bekommen Sie vom Verlag 1.000 Euro Tantieme. Damit können Sie viele neue Projekte finanzieren.

CDs aufnehmen

Abschließen möchte ich dieses Kapitel mit der Produktion und dem Verkauf von CDs. Was halten Sie davon, wenn Sie Ihre Yoga-Stunde professionell aufnehmen lassen? Es gibt in jeder Region gute Tonstudios, die Ihnen ein günstiges Angebot machen können. Ein Designer kann Ihnen ein aussagekräftiges Booklet erstellen. Die fertige CD können Sie an Ihre Kursteilnehmerinnen verkaufen. Die Gewinn- und Verlustrechnung sieht wie folgt aus: 500 Euro benötigen Sie für die Aufnahme und Nachbereitung im Tonstudio. 400 Euro für den Entwurf und den Druck des Booklets. Etwa 100 Euro müssen Sie an die GEMA bezahlen und

Zusätzliche Yoga-Einnahmequellen

500 Euro für die Produktion von 1.000 CDs. Wenn Sie die CD für 10 Euro pro Stück verkaufen, stehen den Gesamtkosten von 1.500 Euro Einnahmen von 8.500 Euro gegenüber. Sie verdienen also an jeder CD 8,50 Euro. Und das über lange Zeit.

So überbrücken Sie den Sommer

Die beste Zeit für Ihre Yoga-Kurse sind die Monate September bis November und Januar bis Mai. Die Monate Juni, Juli und August sind umsatzschwache Yoga-Monate. Sie werden feststellen, dass es in diesen drei Monaten schwieriger sein wird, mit Ihrem Yoga-Unterricht Geld zu verdienen.

Es gibt einige Möglichkeiten, wie Sie den Sommer ohne großen emotionalen Stress für sich überbrücken können:

1.) Sie lassen Ihren Unterrichtsbetrieb mit ganz viel Hoffnung auf bessere Zeiten weiterlaufen. Versprechen Sie sich selbst, in dieser Zeit nicht zu jammern, sondern blicken Sie mit viel positiver Energie in die Zukunft. Halten Sie sich von anderen Yogalehrerinnen fern! Geteiltes Leid ist doppeltes Leid!

2.) Sie schließen Ihren Unterrichtsbetrieb und arbeiten temporär wieder in Ihrem alten Beruf. Das bringt Geld in die Kasse. Sie haben außerdem den Kontakt zu Ihrer Zielgruppe und können passgenau neue Projekte für diese Zielgruppe planen.

3.) Sie bieten Ihren Schülerinnen ein Sommerprogramm an. Dabei reduzieren Sie Ihr wöchentliches Kursangebot und konzentrieren sich verstärkt auf die Organisation und die Durchführung von zwei Yoga-Tagen, einem Ferienseminar, einem Fastenseminar und einem Yoga-Wochenendseminar. Verteilen Sie diese Projekte in einem zeitlichen Abstand auf die drei Monate. Damit können Sie die Sommermonate finanziell gut überbrücken und haben außerdem noch genug Zeit für sich zum Ausruhen.

4.) Sie erwirtschaften in den restlichen Monaten des Jahres so

So überbrücken Sie den Sommer

viel Geld, das Sie in den Sommermonaten Ihren Unterrichtsbetrieb komplett einstellen können. Fliegen Sie nach Indien. Wegen des Monsuns sind die Flüge in dieser Zeit besonders günstig (ca. 350 Euro). Zwar regnet es in Indien in dieser Zeit häufig, aber das kennen Sie ja aus Deutschland. Von daher ist der Überraschungsmoment nicht so groß und die Enttäuschung eher gering. In einem indischen Ashram bekommen Sie für 5 Euro pro Tag eine einfache Unterkunft und Verpflegung. Davon können Sie in Deutschland nicht leben.

5.) Eine andere Möglichkeit, die Sommermonate zu überbrücken, möchte ich Ihnen nachfolgend vorstellen. Wenn Sie jung und ungebunden sind, sollten Sie das Angebot der TUI etwas genauer studieren und in Erwägung ziehen, als Yogalehrerin in der Türkei, Griechenland (Kos), Portugal oder auf Mallorca in einem der PURAVIDA-Resorts zu arbeiten. Gerade für die Sommersaison sucht die TUI Service AG engagierte und begeisterungsfähige Mitarbeiterinnen.

Während eines JobDays erhalten Sie die ersten Informationen über das Unternehmen und über die Arbeit als Yogalehrerin. Die aktuellen Termine und Orte für die JobDays entnehmen Sie bitte folgender Internetseite: www.tui-animation.de.

Die Mindestdauer des Einsatzes beträgt drei Monate. Das könnten z. B. genau die drei Monate sein, die Sie überbrücken müssen.

Neben Ihrem Einsatz als Yogalehrerin erwartet die TUI, dass Sie zur Unterhaltung der Gäste außerhalb Ihrer Gesundheitskurse eingesetzt werden können. Was immer auch darunter zu verstehen ist: Bei Ihrem JobDay wird man Ihnen Auskunft darüber geben.

So überbrücken Sie den Sommer

Fließendes Deutsch und gutes Konversationsenglisch ist wichtig. Weitere Sprachkenntnisse sind von Vorteil. Es wird von Ihnen Spontanität, Offenheit und eine positive Ausstrahlung erwartet. Alles Dinge, die Ihnen als Yogalehrerin quasi in die Wiege gelegt wurden.

Das Gehalt richtet sich nach Ihrer Qualifikation. Die An- und Abreise ist kostenfrei. Die Unterkunft und Verpflegung auch. Sie bekommen einen befristeten Schweizer Saisonarbeitsvertrag. Damit sind Sie für folgende Bereiche sozialversichert:

- AHV (Alters- und Hinterlassenen-Versicherung)
- IV (Invaliden-Versicherung)
- ALV (Arbeitslosen-Versicherung)
- BU/NBU (Berufsunfall- und Nichtberufsunfall-Versicherung)
- BV (Berufliche Vorsorge)

Dies bedeutet unter anderem, dass Sie sich nach Vertragsende in Deutschland arbeitslos melden können. Für Ihren Einsatzzeitraum müssen Sie eine private Auslandskrankenversicherung abschließen.

Außerdem bekommen Sie zwei Urlaubstage pro Monat. Nach einer Betriebszugehörigkeit von zwei Monaten besteht die Möglichkeit, sogenannte Stand-by-Flüge der TUI zu nutzen.

Weitere Informationen über „Arbeiten als Yogalehrerin im Ausland" finden Sie unter www.animateure.de.

Die komplette Adresse der TUI finden Sie im Anhang dieses Buches.

Erfolgreich in die Selbstständigkeit

Auf den ersten Blick scheint der Yoga-Markt voll zu sein. Aber dieser Eindruck täuscht: Es gibt heute mehr Marktchancen als jemals zuvor!

Ein Grund dafür ist die Beschleunigung des Wandels. Er ist das Einzige, was wirklich Bestand hat.

Dieser Wandel ist immer mit Problemen und Anpassungsschwierigkeiten der Menschen verbunden, die als potenzielle Interessentinnen für Ihre Yoga-Kurse in Frage kommen. Wenn Sie den Teilnehmerinnen Ihrer Yoga-Kurse helfen, diesen Wandel anzunehmen, werden Sie schon bald volle Kurse haben.

Der zweite Grund liegt in der Sättigung des Yoga-Marktes. Mit dieser Sättigung wächst aber auch die Differenzierung der Wünsche und Bedürfnisse der Teilnehmerinnen. Dadurch entstehen viele kleine Yoga-Marktnischen, die der Großteil unserer Kolleginnen entweder nicht erkennt, oder finanziell uninteressant findet.

Die Hälfte aller Existenzgründungen scheitern innerhalb der ersten vier Jahre. Vordergründig stehen Kapital- und Informationsdefizite an der Spitze der Statistik zu den Pleitenursachen. Das Kernproblem beim Scheitern einer Existenzgründung sehe ich allerdings in der fehlenden Strategie.

Wenn Sie zu Anfang nach jedem Strohhalm greifen, geraten Sie leicht in die Verzettelung und landen in der (austauschbaren) Durchschnittlichkeit. Sie müssen Ihr Angebot bedarfsorientiert gestalten: Am Anfang muss der konkrete Bedarf einer klar defi-

Erfolgreich in die Selbstständigkeit

nierten Zielgruppe stehen. Erst daraus entwickelt sich dann das Produkt.

Zielgruppen

Zielgruppen sind Menschen mit gleichen Problemen oder Bedürfnissen. Der „Yoga-Anfängerinnenkurs" ist keine typische Zielgruppe. Es kommen Menschen mit unterschiedlichen Erwartungen in die Gruppe. Dieses Angebot richtet sich an ALLE. Es ist das, was auf dem Yoga-Markt von fast allen Yogalehrerinnen angeboten wird. Wenn Sie anbieten, was alle anderen anbieten, werden Sie auch das bekommen, was die Anderen bekommen. Damit können Sie auf lange Sicht nicht erfolgreich sein. Deswegen empfehle ich Ihnen, mit Zielgruppen zu arbeiten und diese klar zu definieren. Sie können dann ein gezieltes Angebot für Ihre Zielgruppe machen und viel eindeutiger auf die Bedürfnisse dieser Zielgruppe eingehen.

Wenn Sie z. B. einen „Yoga-Anfängerkurs für Frauen" anbieten, haben Sie Ihre Zielgruppe schon etwas näher eingegrenzt. Jede Frau die das liest, wird sich angesprochen fühlen. Aber auch in diesem Kurs werden Frauen aller Altersgruppen vertreten sein. Die 18-jährige Abiturientin mit Ihrer Prüfungsangst, die 25-jährige schwangere Büroangestellte mit Rückenproblemen und die 48-jährige Hausfrau, die gehört hat, dass Yoga gegen Wechseljahresbeschwerden gut sein soll. Außerdem weitere Frauen mit unterschiedlichen Problemen und Erwartungen. Grenzen Sie die Zielgruppe noch weiter ein. Wie wäre es mit „Yoga für Frauen in den Wechseljahren?" Diese Zielgruppe ist ganz klar definiert. Alle Frauen, die diesen Kurs besuchen, haben die gleichen Probleme und Bedürfnisse. Und sie erhoffen sich von Ihrem Yoga-Unterricht eine Lösung ihrer Probleme. Die Hitzewallungen sollen weggehen, die Schlafstörungen sind unangenehm und die Stimmungsschwankungen sind kaum mehr auszuhalten. Wenn Sie jetzt ein Programm entwickeln, das diesen Frauen hilft, mit der

Zielgruppen

Problematik Wechseljahresbeschwerden umzugehen, werden Sie eine vielgefragte Person. Ich bin mir ziemlich sicher, dass Sie damit erfolgreich sein werden. Insbesondere dann, wenn Sie eigene Erfahrung mit Wechseljahresproblemen haben. Wenn Sie jetzt noch Ihre Frauenärztin überzeugen können, wird sie als mögliche Kooperationspartnerin ihre Patientinnen auf Sie aufmerksam machen. Damit haben Sie einen großen Wettbewerbsvorteil.

In einem meiner ersten Yogakurse an der VHS Wolfenbüttel hatte ich die Aufgabe übernommen, eine Yogalehrerin zu vertreten. Sie fiel bis zum Ende des Semesters komplett aus. Der Unterricht dieser Yogalehrerin war schon teilweise zielgruppenorientiert. Eine ihrer Gruppen war eine reine Frauengruppe mit dem Thema „Yoga für Frauen mit Menstruationsbeschwerden." Stellen Sie sich bitte einmal die Situation vor: 25 Frauen im Alter von 16 bis 40 Jahren mit Monatsbeschwerden. Als 30-jähriger Mann war ich mit dieser Situation vollkommen überfordert. Ich habe mich mit dieser Gruppe 15 Wochen lang sehr unwohl gefühlt. Mein ganzes Wissen bezog ich ausschließlich aus Büchern. Da ich niemals meine „Tage" hatte, konnte ich körperlich überhaupt nicht nachfühlen, wie es diesen Frauen ging. Auch Begriffe wie "Prämenstruelles Syndrom" (PMS) waren mir vollkommen fremd. Ich war nicht authentisch. Die Wochen vergingen sehr langsam und ich war froh, als der Kurs zu Ende war. Als ich viele Jahre später mit Yoga-Einzelunterricht für Führungskräfte arbeitete, war ich voll in meinem Element. Ich konnte meinen Schülern optimal helfen. Diese Zielgruppe war mir sehr vertraut.

Kommen wir wieder zurück auf den Kurs „Yoga für Frauen in den Wechseljahren".

Wenn Sie gerade Ihr Abitur gemacht haben und vor Ihrer Examensarbeit stehen, sollten Sie dieses Angebot nicht in Ihr Pro-

Zielgruppen

gramm aufnehmen. Sie wirken damit nicht authentisch. Sie können immer nur vermuten, was die Zielgruppe eigentlich braucht.

Wenn Sie aber selbst die Erfahrung mit Wechseljahresbeschwerden gemacht haben, wird es leicht sein, für diese Zielgruppe ein Angebot zu machen.

Haben Sie Ihre Zielgruppe gefunden, sollten Sie sich die Frage stellen: „Welches spezielle Problem hat meine Zielgruppe?" Fragen Sie Ihre Teilnehmerinnen danach. Sie werden ehrliche Antworten bekommen. Niemand hat jemals einen Menschen gefragt, was er braucht. Die meisten bekommen immer nur gesagt, was sie tun sollen.

Es spricht überhaupt nichts dagegen, mit mehreren Zielgruppen zu arbeiten. Im Laufe der Zeit wird sich herausstellen, welche Zielgruppe am besten zu Ihnen passt und mit welchem Angebot Sie den größten Erfolg haben. Denken Sie auch hier bitte immer wieder an das Polynesische Segeln. Sie gehen eine Zeitlang in eine bestimmte Richtung. Wenn die Resonanz aus einer anderen Richtung kommt, ändern Sie den Kurs.

Gehen Sie jetzt daran, Problemlösungen für Ihre Zielgruppe zu entwickeln. Wenn Sie den Menschen helfen, mit diesen Problemen besser umzugehen oder sie sogar zu lösen, werden Sie den Nutzen für die Zielgruppe steigern. Wenn Sie den Nutzen für Ihre Zielgruppe steigern können, erzielen Sie Ihren Gewinn automatisch. Was Ihre Zielgruppe für ihre Entwicklung braucht, wird begeistert nachgefragt. „Der Köder muss dem Fisch schmecken, nicht dem Angler!"

Ihr Erfolg wird von der Fähigkeit bestimmt, Ihre Leistungen auf die Probleme Ihrer Zielgruppe auszurichten und diese zu lösen.

Zielgruppen

Wenn Sie für ein besonders wichtiges Problem eine Lösung finden, reagiert die Zielgruppe spontan und aufgeschlossen. Das wird die beste Werbung für Sie sein.

- Stellen Sie die Interessen Ihrer Zielgruppe in den Mittelpunkt
- Suchen Sie bei jeder Gelegenheit den Gedankenaustausch mit der Zielgruppe
- Seien Sie offen für Kritik
- Lernen Sie aus negativen Reaktionen
- Grenzen Sie Ihre Zielgruppe ganz klar ab.

Nachfolgend habe ich Ihnen einige mögliche Zielgruppen aufgeführt:

- Führungskräfte
- Sportlerinnen
- Erzieherinnen
- Schauspielerinnen und Opernsängerinnen
- Profimusikerinnen eines Orchesters
- Frauen in den Wechseljahren
- Schwangere
- Herzkranke
- Künstlerinnen
- Drogenabhängige
- Tänzerinnen
- Kinder
- Trauernde
- Büroangestellte
- Lehrerinnen
- Jugendliche/Studentinnen
- Essgestörte
- Mobbingopfer
- Krebskranke

Zielgruppen

- Arzthelfer/innen
- Familien
- Junge Erwachsene
- Übergewichtige
- Asthmakranke
- Schichtarbeiterinnen
- Pflegende Angehörige
- Paare
- Psychisch Kranke
- Chöre
- Yogalehrer/innen
- Ärztinnen
- Schmerzpatientinnen
- Menschen in helfenden Berufen
- Mütter/Töchter
- Väter/Söhne
- Menschen mit behinderten Familienangehörigen
- Mütter mit kleinen Kindern/Betreuung
- Seniorinnen
- Behinderte Menschen

Kostenlose Probestunden

Eines Tages bekam ich eine Anfrage zur Beratung einer Yogalehrerin aus einer süddeutschen Kleinstadt. Das Problem war: Sie hatte zwar genügend Schülerinnen, aber zu wenig Gewinn. Im Laufe der Zeit hatte sich ein beachtlicher Schuldenberg angehäuft. Ich bat sie, neben Ihrer Einnahme-Überschussrechnung alle Werbeunterlagen mitzubringen, durch die sie sich am Markt sichtbar gemacht hat. In der Zwischenzeit hatte ich mir ihre Homepage angeschaut. Als ich ihren Flyer in den Händen hielt, bestätigte sich meine Vermutung: sie versuchte, ihre Yogakurse über den Preis zu verkaufen. 60 Euro für einen Block von 10 Yogastunden á 90 Minuten; das entspricht einer einzelnen Yogastunde von 6 Euro pro 90 Minuten, oder 4 Euro pro Zeitstunde. Der Monatsbeitrag lag noch günstiger; nämlich bei 20 Euro pro Monat. Für Yoga-Einzelunterricht verlangte sie 10 Euro. In ihrem Flyer hatte sie die Wörter „kostenlose Probestunde" und „Ermäßigung" fett unterstrichen hervorgehoben. Allein im Flyer zählte ich 25-mal das Wort „kostenlose Probestunde" und etwa 30-mal das Wort „Ermäßigung".

Diese Yogalehrerin hatte über einen langen Zeitraum die Zielgruppe „Bedürftige Menschen" beworben. Jetzt war sie damit überhaupt nicht glücklich. Wir kamen schnell darauf, dass die bedürftigen Teilnehmerinnen ihre eigene Bedürftigkeit widerspiegelte. Das, was sie in ihrem Flyer und auf der Internetseite in die Welt gebracht hatte, stieß auf Resonanz. Gleiches zieht Gleiches an. Sie selbst lebte unterhalb der Armutsgrenze und konnte sich nicht einmal eine Krankenversicherung leisten. Trotzdem war sie der Meinung, den Menschen etwas Gutes tun zu müssen und für die Bedürftigen da zu sein. Ihre eigene Bedürftigkeit hatte sie dabei nicht gesehen. Wir strichen aus ihrem Flyer und aus den In-

Kostenlose Probestunden

ternetseiten die Wörter „kostenlose Probestunde" und „Ermäßigung." Einige Monate später rief sie mich an und erzählte mir, dass jetzt andere Menschen in ihre Kurse kämen. Sie hatte es sogar geschafft, ihre Kursgebühren zu erhöhen. Es ging ihr finanziell besser und eine Krankenversicherung hat sie jetzt auch.

Vor langer Zeit bat mich eine Teilnehmerin aus meiner Fortgeschrittenen-Gruppe um ein Gespräch: „Ich finde es nicht gut, dass du in unsere Gruppe Menschen aufnimmst, denen du kostenlose Probestunden anbietest. Du kümmerst dich dann nur noch um diese eine Person, während wir, die wir jeden Monat zahlen, am Rande mitlaufen. Außerdem kommen wir überhaupt nicht weiter. Das nervt uns ganz schön".

Zuerst war ich geschockt, aber die Teilnehmerin hatte Recht. Ich hatte immer wieder Anfragen nach kostenlosen Probestunden. In der Hoffnung, dass diese Menschen bei mir bleiben, ließ ich sie in meinen Fortgeschrittenen-Gruppen kostenlos teilnehmen. Ich wollte, dass sie bleiben. Sie bekamen meine volle Aufmerksamkeit und hatten einen schönen Abend. Kostenlos. Meistens verschwanden sie, ohne sich zu bedanken. Auch kostenlos. Ganz wenige blieben und wollten fortan alles andere auch möglichst ermäßigt oder kostenlos haben.

Ich fand mein Verhalten mir gegenüber überhaupt nicht wertschätzend. Mit jeder kostenlosen Probestunde fühlte ich mich ein Stück unwohler. Meinem Selbstwertgefühl tat das überhaupt nicht gut. Und wie Sie aus dem erwähnten Gespräch mit meiner Schülerin sehen können, fühlte sich meine Fortgeschrittenen-Gruppe ebenfalls unwohl.

Wenn bei Ihren kostenlosen Probestunden eine Absicht dahintersteht, kann es nicht kostenlos sein. Sie wollen ja, dass die Teil-

Kostenlose Probestunden

nehmerin bleibt; und sind enttäuscht, wenn sie das nicht tut. „Ich überlege mir das noch mal" heißt übersetzt: „nein, zu dir will ich nicht. Du bist nicht meine Lehrerin!"

Das Sutra „Heyam duhkham anagatam" (II. Kapitel, Sutra 16) aus dem Patanjali Yoga-Sutra heißt übersetzt: „Leid, das bevorsteht, lässt sich vermeiden." * Es gibt andere Möglichkeiten, Menschen in Ihre Kurse zu bekommen. Kostenlose Probestunden sind die schlechteste.

Bevor Sie weiterhin kostenlose Probestunden geben, schauen Sie sich bitte Ihre Kontoauszüge an. Gibt es irgendeinen Grund, kostenlose Probestunden zu geben? Wenn nein, warum tun Sie es dann? Glauben Sie wirklich, dass sich durch kostenlose Probestunden Ihr Kontostand positiv verändern wird? Es ist keine gute Strategie. Hängen Sie die Latte hoch. Lernen Sie „nein" zu sagen.

Das Telefon klingelt: „Guten Tag, ich wollte mal fragen, wann ich zur kostenlosen Probestunde kommen kann?" Jetzt sollten bei Ihnen alle Alarmglocken läuten. „Mit wem spreche ich bitte?" Wenn die Anruferin ihren Namen nicht sagen will, legen Sie den Hörer auf. Es ist nicht wertschätzend und wahrscheinlich führt sie nichts Gutes im Schilde. „Oh Entschuldigung, das hatte ich vollkommen vergessen. Müller ist mein Name, Erika Müller". Jetzt hat sich Ihr Gegenüber sichtbar gemacht. „Frau Müller, ich gebe keine kostenlosen Probestunden. Am Mittwoch um 18.00 Uhr läuft ein Anfängerinnenkurs, da ist noch ein Platz frei. Wollen Sie diesen Platz haben? Ja? Dann geben Sie mir bitte jetzt Ihre Adressdaten."

Patanjali Yoga-Sutra, Arbeitsbuch, R. Sriram, Seite 76

Kostenlose Probestunden

Wie klingt das? Sie behalten das Heft in der Hand. Ihr Selbstwertgefühl bleibt konstant und Ihre neue Schülerin weiß sofort, dass Sie klare Regeln haben. Es spricht sich in der Yoga-Szene schnell herum, dass Sie klar und konsequent sind. Es gibt Menschen, die diese Klarheit schätzen. Machen Sie nie Ihre Teilnehmerinnen für Ihre Unklarheit verantwortlich. Es liegt wirklich ganz allein an Ihnen.

Nachfolgend habe ich Ihnen den Text abgedruckt, der sich auf den Webseiten unserer Yogaschule zum Thema Probestunden befindet:

„Aufgrund der großen Nachfrage ist es uns nicht möglich, Probestunden zu geben. Wenn Sie sich für einen Kurs entschieden haben, melden Sie sich bitte an. Sie bekommen eine Anmeldebestätigung mit Rechnung. Ihre Anmeldung ist für uns verbindlich. Ihr Platz ist erst belegt, wenn die volle Kursgebühr auf unserem Konto eingegangen ist. Sie haben die Möglichkeit, sich nach der ersten Yogastunde abzumelden. Wir zahlen Ihnen dann die Kursgebühr abzüglich der ersten Unterrichtsstunde zurück. Danach ist ein Rücktritt (ganz gleich, aus welchem Grunde) nicht mehr möglich. Bitte beachten Sie hierzu auch unsere Zahlungs- und Teilnahmebedingungen."

Ich habe nur gute Erfahrungen mit diesem Text gesammelt. Es kommen nur Menschen zu mir, die eine ernsthafte Absicht haben und meine Regeln akzeptieren. Alle anderen halte ich mir fern. Ich will nichts mit ihnen zu tun haben. Sie stören meinen Seelenfrieden und meinen Schlaf.

Ermäßigung

Sommer 1986. Mein erster privater Yoga-Kurs ging mit elf Teilnehmerinnen dem Ende entgegen. Bereits ab der 6. Stunde dieses Zehnerblockes hatte ich gelegentlich in den Unterricht einfließen lassen, was die Teilnehmerinnen im Folgekurs bei mir lernen würden. Ich war überglücklich, dass alle elf Personen sich entschlossen, bei mir weiterzumachen. Sie unterschrieben den Unterrichtsvertrag und die Einzugsermächtigung.

Eine Teilnehmerin kam am Ende der Stunde auf mich zu und bat mich um eine Ermäßigung der Kursgebühr: „Ich bin im Moment finanziell etwas klamm und kann nur die Hälfte zahlen." Weil ich ein großes Herz habe, willigte ich ein. 30 DM waren immerhin besser als gar nichts. Ich war auf jeden Pfennig angewiesen. Außerdem mochte ich die Schülerin und wollte, dass sie in der Gruppe blieb.

Die Teilnehmerin machte zwei Fehler: 1.) Sie erzählte es anderen Teilnehmerinnen aus der Gruppe mit den Worten: „aber bitte nicht weitersagen" und 2.) bei der Weihnachtsfeier im darauffolgenden Jahr präsentierte sie sich voller Stolz in ihrem neuen Pelzmantel und nannte auch den Preis (720 DM). Woraufhin eine andere Teilnehmerin aus der Gruppe ironisch sagte: „Die Hälfte des Mantels gehört ja Bernd! Ich will auch so einen Mantel." Das saß! Mir wurde ganz flau im Magen. Es war keine gute Energie im Raum. Meine Schülerin konnte sich den Mantel kaufen, weil ich meinen Teil (12 x 30 DM = 360 DM) dazu beitrug. Sie hatte meine Gutmütigkeit ausgenutzt. Ich war darauf reingefallen.

Seien Sie vorsichtig mit Ermäßigungen. Weder auf dem Flyer, noch auf der Internetseite sollte irgendetwas über Ermäßigung

Ermäßigung

stehen. Sie sind weder ein caritativer Verein noch eine Sozialstation. Die Menschen, die Ermäßigung brauchen, werden Ihnen das von sich aus nicht sagen. Sie müssen ein Gespür dafür bekommen, wenn jemand in einer Notlage ist. Wenn eine Schülerin zu Ihnen sagt: „Du, ich muss mich vom Yoga abmelden, mein Mann ist zu seiner Freundin gezogen und zahlt keinen Unterhalt", ist das etwas anderes, als wenn eine Anruferin, die Sie nicht kennen, gleich im ersten Satz nach Ermäßigung fragt. Im ersten Fall sollten Sie alles dafür tun, damit Ihre Schülerin im Kurs bleibt. Vielleicht kann sie ja als Gegenleistung für den Yoga-Unterricht Ihre Hemden bügeln, auf Ihre Kinder aufpassen oder die nächste Werbeaussendung eintüten. Versuchen Sie auf jeden Fall eine Gegenleistung zu bekommen. Achten Sie immer auf einen Ausgleich. Lassen Sie die Teilnehmerin nicht in Ihrer Schuld. Denken Sie bitte auch daran, diese Angelegenheit ist eine karmische Sache. Das Universum ist immer ausgleichend.

Im zweiten Fall fragen Sie die Anruferin, warum sie Ermäßigung haben will. Wenn sie ihren Namen am Telefon nicht nennt, legen Sie den Hörer auf. Lassen Sie so eine Energie nicht in Ihr Leben. Meine Erfahrung hat gezeigt, dass diese Menschen Ihnen in Zukunft große Schwierigkeiten machen werden. Über Jahre hinweg werden sie immer wieder nach Ermäßigung fragen. Es wird zur Selbstverständlichkeit werden, dass diese Person für alles, was sie bekommt, eine Ermäßigung hat. Sie wird in ihrer Gruppe eine Sonderstellung einnehmen und das auch nach außen verkünden. Bevorzugter Ort solcher Gespräche zwischen den Teilnehmerinnen ist der Umkleideraum und die Toiletten. Die Teilnehmerin wird das nicht für sich behalten. Er ist die Quelle für Unruhe im Kurs und in Ihrer ganzen Schule. Andere Teilnehmerinnen werden kommen und wollen auch Ermäßigung. „Warum die und ich nicht? Mir geht es doch viel schlechter als ihr." Es gibt viele bedürftige Menschen auf der Welt. Halten Sie sich diese „Geiz-ist-

Ermäßigung

geil-Menschen" vom Leibe. Schauen Sie sich in regelmäßigen Abständen Ihr Geschäftskonto an. Stellen Sie sich die Frage: „Gibt es irgendeinen Grund, in dieser Situation etwas ermäßigt oder gar kostenlos zu geben?"

Jedes Mal, wenn Sie Ermäßigung geben, verlieren Sie ein Stück Ihres Selbstwertgefühls und Ihrer Lebenskraft. Achten Sie auf das Gefühl in Ihrem Bauch, wenn jemand nach Ermäßigung fragt. Lernen Sie „Nein" zu sagen. „Ermäßigung bekommen Sie bei mir nicht." Sie müssen das nicht begründen oder sich rechtfertigen. Wenn die Teilnehmerinnen Sie nur lieben, weil Sie von Ihnen Ermäßigung bekommen, dann ist diese Liebe nicht ehrlich. Seien Sie in Geldangelegenheiten absolut klar. Halten Sie diese Menschen fern. Eine kostenlose Probestunde und eine Ermäßigung können Ihnen einen ganzen Kurs kaputt machen.

Seien Sie auf der anderen Seite aber sehr wachsam und sozial, wenn ein Mensch in eine unverschuldete Notlage kommt. Ich habe viele Teilnehmerinnen in meinen Kursen gehabt, von denen ich keinen Pfennig genommen habe, wenn sie in eine Notlage kamen und die Monatsgebühr nicht zahlen konnten. Sie haben mir von sich aus ihre Hilfe als Gegenleistung in anderen Bereichen angeboten.

Gewinner und Verlierer

September 1993. Meine dritte Indienreise unternahm ich mit einer Reisegruppe nach Rishikesh, der Hochburg des Yoga. Sie wurde durch Swami Sivananda und die Beatles bekannt. Viele bekannte Musiker reisten Mitte der sechziger Jahre nach Rishikesh, um sich dort von Maharishi Mahesh Yogi in die Transzendentale Meditation einweisen zu lassen. Es war der Beginn der „Flower-Power-Zeit", die in Rishikesh ihren Anfang nahm und von dort über San Francisco in die ganze Welt schwappte.

Ein halbes Jahr vorher hatte ich diesen Ort besucht, um an einem sechswöchigen Iyengar-Yoga-Retreat im Omkarananda Ashram teilzunehmen. Der Omkarananda Ashram liegt direkt am Ganges unterhalb des Sivananda-Ashrams an der Sivananda-Marg. In der Nähe ist ein großer Taxistand. Nicht weit entfernt ist die Ram-Jhula, eine imposante Hängebrücke für Fußgänger und Motorräder, die das Geschäftsviertel von Rishikesh mit dem Swarg-Ashram auf der anderen Seite des Ganges verbindet.

Zusammen mit einem Freund hatte ich eine Himalaya-Reise vorbereitet. Unsere Tour ging über Uttarkashi und Gangotri bis auf eine Höhe von 4.463 m nach Tapovan, einer Hochgebirgswiese oberhalb der Quelle des Ganges (Gaumukh) und unterhalb des Shivling, einem eindrucksvollen Berg des Gangotri-Massivs mit einer Höhe von 6.543 m. Dieser Berg erinnert in seiner Form einem Lingam, ein Symbol, das eng mit dem Hindu-Gott Shiva in Verbindung steht.

In der Nähe unseres Ashrams in Rishikesh gab es zwei Geschäfte, bei denen man sich mit leichter, indischer Kleidung eindecken konnte. Die Qualität in beiden Geschäften war gleich, nur der

Gewinner und Verlierer

Preis und der Service unterschieden sich erheblich. In dem einen Geschäft kostete eine indische Kurta etwa ein Drittel mehr als im Geschäft gegenüber. Trotzdem kauften viele Westler nicht in dem Billigladen, sondern deckten sich zum Ärger seines Mitbewerbers immer bei dem teureren Händler ein. Warum?

Rajiv war immer gut gelaunt. Für ihn stand nicht der Verkauf im Vordergrund, sondern der Kontakt zu den Menschen. Er hatte ein wirkliches Interesse an seinen Kundinnen. Mit großer Freude ließ er sich mit ihnen fotografieren und sammelte ihre Visitenkarten. Er lernte ihre Namen auswendig und hatte immer Zeit für einen Tee und ein Gespräch. Wenn er voller Überzeugung seine Ware anpries, hatte ich immer das Gefühl, dass sein inneres Kind zu spielen begann. Seine Kundinnen spielten dieses Spiel mit. Ich kaufte sehr gerne bei ihm. Ganz anders Vicky mit seinem Geschäft gegenüber. Immer schlecht gelaunt, mit einer Miene des Mitleides bettelte er förmlich darum, dass ihm jemand etwas abkaufte. Wenn die Kundin zögerte, wurde er ärgerlich. Obwohl ich es gar nicht hören wollte, verglich er seine Ware immer mit der von Rajiv und ließ kein gutes Haar an ihm. Das Wechselgeld zählte er immer in seine eigene Hand. Wenn die Kundin es nachzählte, fehlte ein 50-Rupien-Schein. Wurde das reklamiert, tat Vicky sehr erstaunt und gab den fehlenden Betrag ohne Entschuldigung zurück. Niemand traute ihm über den Weg. Ich riet unseren Reiseteilnehmerinnen ab, dort einzukaufen.

Während das Geschäft von Rajiv prosperierte, war Vicky nach zwei Jahren vom Markt verschwunden. Er hatte nicht verstanden, dass man nur erfolgreich sein kann, wenn man seine Kundinnen wie Freundinnen behandelt, diese ernst nimmt, auf ihre Bedürfnisse eingeht, für sie arbeitet und nicht gegen sie. Er kam mir vor, als würde er in einem großen Orchester das falsche Instrument spielen. Vielleicht war er ein guter Schlagzeuger, aber er versuchte sich an der Trompete. Und das klang schauerlich. Ich habe aus dieser Begebenheit sehr viel gelernt.

Vision 2042

September 2042. Im deutschen Bundestag steht ein 88-jähriger Mann vor dem Rednerpult. Er ist in einen indischen Dhoti gekleidet. Sein weißes schulterlanges Haar glänzt im Licht der Fernsehkameras. In der Hand hält er das Gesundheitsprogramm eines großen deutschen Unternehmens. Diese Firma hatte einen Leitgedanken in die Unternehmensphilosophie aufgenommen. Er lautete: „Healthy people, healthy business." Mit wachen Augen und ruhiger, klarer Stimme erklärt er den anderen Bundestagsabgeordneten die Wichtigkeit der neuen Gesundheitsreform. „So, wie es diese Firma gemacht hat, ist es vorbildlich. Wenn wir es schaffen, solche Gesundheitsprogramme in jeder Firma, in jeder Behörde, in den Schulen und Universitäten gesetzlich zu verankern, werden wir den Krankenstand der Bevölkerung reduzieren und die Produktivität deutlich steigern. Die Menschen werden zufriedener und ausgeglichener sein und es wird weniger Gewalt geben. Meine Partei möchte, dass dieser Passus im Sozialgesetzbuch V fest verankert wird. Bitte geben Sie uns dafür Ihre Stimme."

Das neue Gesetz, das u. a. vorsah, Gesundheitsprogramme in Firmen, Schulen und Behörden verpflichtend einzuführen und finanziell zu unterstützen, wurde von den Bundestagsparteien mit großer Mehrheit verabschiedet. Auch die Opposition entzog sich diesem Gesetzesentwurf nicht und stimmte dafür.

Das Gesetz ging als die „Gesundheitsreform 2042" in die Geschichte der Bundesrepublik Deutschland ein. Es garantierte der Bevölkerung eine optimale gesundheitliche Versorgung im Präventionsbereich und vielen Yogalehrerinnen eine gesicherte Existenz und eine hohe gesellschaftliche Akzeptanz. Die meisten

Firmen und Behörden stellten daraufhin eine oder mehrere Yogalehrerinnen sozialversicherungspflichtig in ihren Unternehmen ein.

Mittlerweile hatte sich der Beruf Yogalehrerin als staatlich anerkannter Gesundheitsberuf etabliert. Vor 30 Jahren hatte der alte Mann dafür gekämpft. Er war mit seiner Klage für eine Befreiung von der Umsatzsteuer durch alle Instanzen gegangen und hatte schließlich gewonnen. Als Gesundheitsberuf waren nun alle Yogalehrerinnen von der gesetzlichen Umsatzsteuer (damals 19 %) befreit. Kurze Zeit später trug er durch eine weitere Klage vor dem Sozialgerichtshof dazu bei, dass das Gesetz zur Rentenversicherungspflicht für Yogalehrerinnen gekippt wurde. Yogalehrerinnen waren dadurch nicht mehr rentenversicherungspflichtig. Durch diese Aktion hatten alle Yogalehrerinnen noch einmal 18,9 % Mehrverdienst.

Während seine Parteifreunde im Anschluss an die Bundestagssitzung den Erfolg ausgiebig feierten, verabschiedete sich der alte Mann mit den Worten: „Ich muss los. Mein Boot ist startklar. Die Vorräte sind aufgefüllt. Alle wichtigen Dinge, die ich für meine Reise brauche, habe ich dabei". Seine Augen leuchteten. „Wohin willst du", fragten sie ihn. „Das weiß ich nicht so genau, ich segle einfach los." „Hast du keine Angst?" „Nein", antwortete er, „Gott ist ja bei mir, das hat er mir vor 88 Jahren versprochen. Ich habe nur so eine Ahnung, wo es hingeht, aber ich glaube fest daran:

Da draußen ist Land!"

Anhang

Anhang

Muster-Ausbildungsvertrag

Zwischen der Yogaschule _____

und

_____

Name, Vorname

_____

Straße

_____

PLZ, Ort

wird nachstehender Vertrag zur Ausbildung zur Yogalehrerin geschlossen:

§ 1

Die Yogaschule _____ gewährleistet eine fachgerechte Ausbildung zur Yogalehrerin.

§ 2

Die Ausbildungszeit beträgt ca. ____ Jahre. Sie umfasst eine Mindestzahl von ____ Unterrichtseinheiten. Eine Unterrichtseinheit beträgt 45 Minuten.

Die ____ Unterrichtseinheiten sind auf ____ Wochenendseminare verteilt. Die Termine werden rechtzeitig bekannt gegeben.

§ 3

Die Yogaschule _____ verpflichtet sich, die festgelegten Seminare einzuhalten und qualifizierte Referentinnen für die einzelnen Fachgebiete einzusetzen. Die Yogaschule _____ stellt hierfür Unterrichtsräume zur Verfügung.

§ 4

Die Gesamtkosten der Ausbildung betragen _____ Euro.

Die Gebühr für das Kennenlernseminar in Höhe von _____ Euro wird auf die Ausbildung angerechnet.

Eine einmalige Zahlung in Höhe von _____ Euro ist nach Unterzeichnung des Vertrages fällig. Der Restbetrag in Höhe von _____ Euro wird per Bankeinzug in _____ gleich bleibenden, monatlichen Raten von _____ Euro jeweils am 30. des Monats für den Folgemonat eingezogen.

Andere Zahlungsmodalitäten sind nach Rücksprache möglich. In dem Absatz 1 bezeichneten Betrag sind die Kosten für Unterkunft, Verpflegung, Lehrmittelmaterial und Prüfungsgebühr nicht enthalten.

§ 5

Die Teilnehmerin verpflichtet sich in Eigenverantwortung zum regelmäßigen Besuch der Seminare. Das Schreiben von Seminarprotokollen ist Bestandteil der Ausbildung.

Anhang

§ 6

Unterrichtsstunden, deren Ausfall von der Yogaschule _____ zu vertreten ist, werden zu einem von der Yogaschule _____ bezeichneten späteren Termin nachgeholt.

Unterrichtsstunden, deren Ausfall die Teilnehmerin zu vertreten hat, können nach Rücksprache mit der Lehrgangsleitung in einer anderen Ausbildungsgruppe nachgeholt werden. Die Kosten für diese Seminare trägt die Teilnehmerin.

Zum Zeitpunkt der Prüfung müssen alle Seminare genommen sein.

§ 7

Die Probezeit beträgt 3 Monate.

Beginn der Probezeit: _____
Ende der Probezeit: _____

§ 8

Eine Kündigung dieses Vertrages ist möglich. Die Kündigung bedarf der Schriftform.

Innerhalb der Probezeit beträgt die Kündigungsfrist einen Monat zum Monatsende. Die geleistete Anzahlung wird in voller Höhe zurückerstattet. Die geleisteten monatlichen Ausbildungsraten werden nicht zurückerstattet.

Nach Ablauf der Probezeit beträgt die Kündigungsfrist drei Monate zum Jahresende. Die geleistete Anzahlung wird nicht

Anhang

zurückerstattet. Die bis dahin geleisteten monatlichen Ausbildungsraten werden nicht zurückerstattet.

§ 9

Die Prüfungsgebühr beträgt _____ Euro. Sie ist bei Anmeldung zur Prüfung zu zahlen.

§ 10

Mit der Unterzeichnung dieses Vertrages wird anerkannt, dass die Yogaschule _____ für Schäden jeglicher Art keine Haftung übernimmt.

§ 11

Änderungen und Ergänzungen dieses Vertrages bedürfen zu ihrer Wirksamkeit der Schriftform.

§ 12

Erfüllungsort für alle Ansprüche aus dem Ausbildungsvertrag ist der Wohnsitz der Yogaschule.

§ 13

Sind einzelne Bestimmungen dieses Vertrages unwirksam, so berührt dies nicht die Wirksamkeit der übrigen Regelungen des Vertrages.

§ 14

Die Vertragsparteien haben eine schriftliche Ausfertigung dieses

Anhang

Vertrages erhalten.

_____
Ort, Datum

_____   _____
Yogaschule _____   Teilnehmerin

Anhang

Muster-Einzugsermächtigung

Hiermit ermächtige ich die Yogaschule _____, die monatlichen Gebühren für die Yogalehrerinnenausbildung in Höhe von _____ Euro ab _____ von meinem/unserem Konto abzubuchen.

Wenn mein/unser Konto die erforderliche Deckung nicht aufweist, besteht seitens des kontoführenden Kreditinstituts keine Verpflichtung zur Einlösung.

_____
Name, Vorname

_____
Konto-Nummer

_____
Bankleitzahl

_____
Bank

_____
Datum, Unterschrift

Diese Einzugsermächtigung erteile ich bis auf Widerruf!

Aufgaben

Unternehmenskonzept ohne eigene Räume

Sie haben sich als Yogalehrerin selbstständig gemacht. Sie haben für das kommende Kalenderjahr folgende Kurse geplant:

Dienstag = 2 Kurse, Mittwoch = 3 Kurse und Donnerstag = 2 Kurse.

Für den Kursbetrieb haben Sie bei verschiedenen Institutionen (Kirchengemeinden, Kindergarten, KG-Praxis, etc.) Räumlichkeiten angemietet. Im Schnitt zahlen Sie pro Kurs 200,00 Euro Raummiete.

Die Kurse laufen über 10 Wochen. In jedem Kurs befinden sich 15 Teilnehmerinnen. Die Kursgebühr beträgt 150 Euro pro Person und Durchgang.

Für das Kalenderjahr haben Sie drei Durchgänge geplant (Januar bis Ende März, Mai bis Mitte Juli und September bis Ende November). Hinzu kommt ein Fastenseminar mit 10 Teilnehmerinnen (150,00 Euro pro Teilnehmerinnen und 200,00 Euro Miete) und ein Ferienseminar mit 20 Teilnehmerinnen (150,00 Euro pro Teilnehmerin und 200,00 Euro Miete).

Es fallen folgende Betriebskosten an:

- Fahrtkosten (0,30 Euro/km mit eigenem PKW (mit 19 % MwSt.). Sie fahren mit Ihrem eigenen PKW in der Woche 250 Kilometer.
- Mitgliedsbeitrag Berufsverband BDY (ohne MwSt.)

Aufgaben

- Berufshaftpflichtversicherung BDY (ohne MwSt.)
- Betriebshaftpflichtversicherung (mit 17,75 % Vers.-Steuer)
- Beitrag zur Berufsgenossenschaft (ohne MwSt.)
- Beitrag GEZ (ohne MwSt.)
- Beitrag zur GEMA (mit 7 % MwSt.)
- Nebenkosten Geldverkehr (ohne MwSt.)
- Werbung (mit 19 % MwSt.)
- Weiterbildung (ohne MwSt.)
- Telefon (mit 19 % MwSt.)
- Büromaterial (mit 19 % MwSt.)
- Kosten für Internetauftritt (mit 19 % MwSt.)
- Kosten für Steuerberaterin (mit 19 % MwSt.)
- Raummiete (ohne MwSt.)

Erstellen Sie einen Umsatzplan!

1. Wie hoch sind die Erlöse, die Sie voraussichtlich erwirtschaften?
2. Wie hoch sind die Betriebskosten pro Jahr?
3. Wenn die Erlöse über 17.500 Euro liegen, müssen Sie 19 % MwSt. an das Finanzamt abführen! Wie hoch ist dieser Betrag?
4. Wenn die Erlöse über 17.500 Euro liegen, bekommen Sie vom Finanzamt 19 % Vorsteuer zurück! Wie hoch ist dieser Betrag?
5. Welche Vor- bzw. Nachteile hat dieses Unternehmenskonzept?

Achtung! Die Beiträge zur Sozialversicherung (Krankenversicherung, Rentenversicherung und Pflegegeldversicherung) gehören nicht zu den Betriebskosten!

Die Zahlen für die Betriebskosten finden Sie im Businessplan meines Buches „Selbstständig als Yogalehrer/in". Ebenso den Beitrag für die GEMA.

Aufgaben

Unternehmenskonzept Betriebe & Behörden

Sie haben sich als Yogalehrerin selbständig gemacht und arbeiten ausschließlich für Betriebe und Behörden.

Betrieb Nr. 1 gibt Ihnen die Möglichkeit, jeden Tag außer freitags von 16 Uhr bis 17 Uhr zu unterrichten. Ihr Honorar beträgt 120 Euro + 19 % MwSt. Da sich der Betrieb vor Ort befindet, fallen keine Fahrtkosten an. Der Unterricht läuft außer in den Werksferien (4 Wochen) und der Weihnachtszeit (2 Wochen) das ganze Jahr.

In Betrieb Nr. 2 arbeiten Sie zweimal die Woche von 12.00 Uhr bis 13.00 Uhr (Yoga in der Mittagspause). Die Bedingungen sind wie bei 1, jedoch befindet sich dieser Betrieb 35 km von Ihrem Wohnort entfernt.

In Betrieb Nr. 3 arbeiten Sie einmal die Woche (freitags) von 12.00 bis 13.00 Uhr und von 13.30 bis 14.30 Uhr. Ihr Honorar beträgt 100 Euro + 19 % MwSt. Die Kurse („Entspannt ins Wochenende") wurden von dem Betrieb zunächst auf 20 Termine festgesetzt. Der Unterricht findet 50 km von Ihrem Wohnort entfernt statt.

Es fallen folgende Betriebskosten an:

- Fahrtkosten (0,30 Euro/km mit eigenem PKW – mit 19 % MwSt.)
- Mitgliedsbeitrag Berufsverband BDY (ohne MwSt.)
- Berufshaftpflichtversicherung BDY (ohne MwSt.)
- Beitrag zur Berufsgenossenschaft (ohne MwSt.)
- Beitrag GEZ (ohne MwSt.)
- Beitrag zur GEMA (mit 7 % MwSt.)

- Nebenkosten Geldverkehr (ohne MwSt.)
- Werbung (mit 19 % MwSt.)
- Internetauftritt (mit 19 % MwSt.)
- Weiterbildung (ohne MwSt.)
- Indienreise (ohne MwSt.)
- Telefon (mit 19 % MwSt.)
- Büromaterial (mit 19 % MwSt.)
- Briefmarken (ohne MwSt.)
- Kosten für Steuerberaterin (mit 19 % MwSt.)

Erstellen Sie einen Umsatzplan!

1. Wie hoch sind die Erlöse, die Sie voraussichtlich erwirtschaften?
2. Wie hoch sind die Betriebskosten pro Jahr?
3. Wenn die Erlöse über 17.500 Euro liegen, müssen Sie 19 % MwSt. an das Finanzamt abführen! Wie hoch ist dieser Betrag?
4. Wenn die Erlöse über 17.500 Euro liegen, bekommen Sie vom Finanzamt 19 % Vorsteuer zurück! Wie hoch ist dieser Betrag?
5. Welche Vor- bzw. Nachteile hat dieses Unternehmenskonzept?

Achtung! Die Beiträge zur Sozialversicherung (Krankenversicherung, Rentenversicherung und Pflegegeldversicherung) gehören nicht zu den Betriebskosten!

Die Zahlen für die Betriebskosten finden Sie im Businessplan meines Buches „Selbstständig als Yogalehrer/in". Ebenso den Beitrag für die GEMA.

Unternehmenskonzept Yoga-Einzelunterricht

Sie haben sich als Yogalehrerin selbstständig gemacht und arbeiten ausschließlich im Yoga-Einzelunterricht. Die Schüler kom-

Aufgaben

men in Ihre Wohnung. Dort haben Sie einen Raum von 15 qm den Sie ausschließlich für Ihren Yogaunterricht nutzen. Für eine Einzelstunde (60 Minuten) bekommen Sie im Durchschnitt 60 Euro. Zurzeit haben Sie in der Woche ca. 20 Einzelstunden. Sie unterrichten 48 Wochen im Jahr.

Es fallen folgende Betriebskosten an:

- Raummiete (ohne MwSt.)
- Kosten für Raumpflegerin (ohne MwSt.)
- Reinigungsmaterial und Hygieneartikel (mit 19 % MwSt.)
- Dekorationsmaterial, Blumen, Kerzen, etc. (mit 19 % MwSt.)
- Mitgliedsbeitrag Berufsverband BDY (ohne MwSt.)
- Berufshaftpflichtversicherung BDY (ohne MwSt.)
- Betriebshaftpflichtversicherung (mit 17,75 % Vers.-Steuer)
- Beitrag zur Berufsgenossenschaft (ohne MwSt.)
- Beitrag GEZ (ohne MwSt.)
- Beitrag zur GEMA (mit 7 % MwSt.)
- Abschreibungen (ohne MwSt.)
- Nebenkosten Geldverkehr (ohne MwSt.)
- Werbung (mit 19 % MwSt.)
- Internetauftritt (mit 19 % MwSt.)
- Weiterbildung (ohne MwSt.)
- Supervision (ohne MwSt.)
- Eigener Yoga-Einzelunterricht (mit 19 % MwSt.)
- Telefon (mit 19 % MwSt.)
- Büromaterial (mit 19 % MwSt.)
- Kosten für Steuerberater (mit 19 % MwSt.)

Aufgaben

Erstellen Sie einen Umsatzplan!

1. Wie hoch sind die Erlöse, die Sie voraussichtlich erwirtschaften?
2. Wie hoch sind die Betriebskosten pro Jahr?
3. Wenn die Erlöse über 17.500 Euro liegen, müssen Sie 19 % MwSt. an das Finanzamt abführen! Wie hoch ist dieser Betrag?
4. Wenn die Erlöse über 17.500 Euro liegen, bekommen Sie vom Finanzamt 19 % Vorsteuer zurück! Wie hoch ist dieser Betrag?
5. Welche Vor- bzw. Nachteile hat dieses Unternehmenskonzept?

Achtung! Die Beiträge zur Sozialversicherung (Krankenversicherung, Rentenversicherung und Pflegegeldversicherung) gehören nicht zu den Betriebskosten!

Die Zahlen für die Betriebskosten finden Sie im Businessplan meines Buches „Selbstständig als Yogalehrer/in". Ebenso den Beitrag für die GEMA.

Literaturempfehlung

Selbstständig als Yogalehrer/in
Bernd Bachmeier, Verlag interna

Fasten & Yoga, Klarheit für Körper, Seele & Geist
Bernd Bachmeier, Aurum-Verlag

Wie neugeboren durch Fasten
Dr. med. Hellmut Lützner, Gräfe und Unzer Verlag

Bhagavadgita
Jack Hawley, Goldmann-Arkana

Patanjali - Yoga Sutra
Arbeitsbuch, R. Sriram, Eigenverlag

Die Bibel
Evangelische Haupt-Bibelgesellschaft zu Berlin, Altes Testament, Revidierter Text 1964

Durchstarten zum Traumjob, Das Handbuch für Ein-, Um- und Aufsteiger
Richard Nelson Bolles, campus

Trainingsverträge – Beratungsverträge
Hans Olbert, managerSeminare Verlags GmbH

Gesundheit im Betrieb
Franz & Albert Decker, Rosenberger Verlag

Wichtige Adressen

Unternehmensberatung und Coaching für Yogalehrerinnen
Bernd Bachmeier
Yogalehrer BDY/EYU
Poststraße 5
D - 38159 Vechelde
Tel. 05302-8000900
Fax 05302-4902
info@bernd-bachmeier.de
www.bernd-bachmeier.de

Yoga-Einzelunterricht und Supervision für Yogalehrerinnen
Jutta Bachmeier-Mönnig
Yogalehrerin BDY/EYU
Poststraße 5
D - 38159 Vechelde
Tel. 05302-9308845
Fax 05302-4902
jutta@bachmeier-moennig.de
www.parinama.de

Anerkannte Ausbildungsschule des Berufsverbandes der Yogalehrenden in Deutschland e. V. (BDY)
Yogaschule Braunschweig
Poststraße 5
D - 38159 Vechelde
Tel. 05302-4900
Fax 05302-4902
kontakt@yoga-ayurveda.com
www.yoga-ayurveda.com

Wichtige Adressen

Berufsverband der Yogalehrenden in Deutschland e. V. (BDY)
Bürgerstraße 44
D - 37073 Göttingen
Tel. 0551-797744-0
Fax 0551-797744-66
info@yoga.de
www.yoga.de

Asia Culture Tours (günstige Flugtickets nach Indien)
Anitha Ammysetti
Goethestraße 83
D - 45130 Essen
Tel. 0201-79916875
Fax 0201-79916876
info@asiaculturetours.de

(Zuverlässiger) Reiseagent in Rishikesh – Indien
Step Himalayan Adventures
Mahesh Tewari
Kailash Gate – Muni-Ki-Reti
INDIA - 249201 Rishikesh U.A.
Tel. 0091-135 243 2581
stephimalaya@gmail.com

Unterrichten im Ausland
TUI Service AG
Zentrales Recruiting
Tiergartenstraße 1
CH-8852 Altendorf
www.tui-animation.de

Der Autor

Bernd Bachmeier

- Jahrgang: 1954
- Ausbildung zum Industriekaufmann - Weiterbildung zum Industriefachwirt
- Tätigkeit in verschiedenen Großunternehmen (Personalwesen & Marketing)
- Ausbildung zum Yogalehrer BDY/EYU
- Selbstständig als Yogalehrer seit 1983
- Seit 1991 Leiter der BDY-anerkannten Ausbildungsschule (Yogaschule Braunschweig)
- Vorstandsmitglied für Finanzen im Berufsverband der Yogalehrenden in Deutschland e.V. (BDY) von 1989 bis 1996
- Selbstständig als Unternehmensberater für Yogalehrerinnen & Coach seit 1998
- Weiterbildung in transpersonaler, körperzentrierter Psychotherapie
- Reiseleiter in Indien (Selbstorganisierte Studienreisen)
- Strategieausbildung (EKS - Engpasskonzentrierte Strategie)
- Yoga-Einzelunterricht für Führungskräfte (VW, Deutsche Post & Deutsche Bank)
- Seit Dezember 2002 Mitglied im Coaching-Pool der Volkswagen GmbH

Publikationen und CDs:

Fasten & Yoga, Klarheit für Körper, Seele und Geist
Aurum-Verlag, 1992

Der Autor

pahari live
Sommer 2007

Mantrasingen live
Bernd Bachmeier & Group, August 2010

Vedische Mantren, Brahmananda
Bernd Bachmeier & Mantra Dhyanam Gisela Bosrup, August 2010

Selbstständig als Yogalehrer/in
Verlag interna, 2011

For HIM
Juni 2012

Printed in Germany
by Amazon Distribution
GmbH, Leipzig